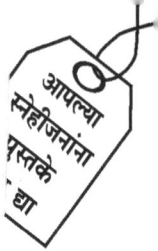
आत्मविश्वासाचा कानमंत्र

लेखक
अनंत पै

अनुवाद
चारुलता पाटील

मेहता पब्लिशिंग हाऊस

Email : production@mehtapublishinghouse.com

Website : www.mehtapublishinghouse.com

HOW TO DEVELOP SELF-CONFIDENCE by ANANT PAI

© Mehta Publishing House, Pune 30.

Originally Published by UBS Publishers Distributors Ltd.,
5 Ansari Road, New Delhi - 110002.
Translated into Marathi Language by Charulata Patil

आत्मविश्वासाचा कानमंत्र / व्यक्तिमत्व विकसन

अनुवाद : चारुलता पाटील

Email : author@mehtapublishinghouse.com

मराठी अनुवादाचे व प्रकाशनाचे हक्क मेहता पब्लिशिंग हाऊस, पुणे ३०.

प्रकाशक : सुनील अनिल मेहता, मेहता पब्लिशिंग हाऊस,
१९४१ सदाशिव पेठ, माडीवाले कॉलनी, पुणे – ४११०३०.

मुखपृष्ठ : बाबू उडुपी

प्रकाशनकाल : ऑक्टोबर, १९९६ / फेब्रुवारी, २००१ / जानेवारी, २००७ /
जून, २००९ / जानेवारी, २०१२ / एप्रिल, २०१४ /
पुनर्मुद्रण : फेब्रुवारी, २०२०

P Book ISBN 9788177661323
E Book ISBN 9788171616237
E Books available on : play.google.com/store/books
www.amazon.in

प्रास्ताविक

आपली शिक्षण-पद्धती आज इतकी स्पर्धात्मक झालेली आहे, की चार-पाच वर्षांच्या निरागस बालकांनादेखील नकाराच्या दिव्याला सामोरं जावं लागतं! मागे १९७८ साली 'अमर चित्रकथा'च्या काही कामासाठी मी दिल्लीतल्या एका शाळेत गेलो होतो. तिथं एक पालक आपल्या चार वर्षांच्या छोट्या मुलाला घेऊन प्रवेशासाठी आलेले होते. शाळेच्या मुख्याध्यापकांनी माझ्यासमोर त्या पालकांना अतिशय त्रासलेल्या सुरात सांगितलं,

''अहो, आता आणखी किती वेळा तुम्हांला सांगायचं? तुमचा हा मुलगा प्रवेशाच्या चाचणीतच नापास झालाय. त्याला या शाळेत प्रवेश मिळू शकणार नाही!''

त्या निष्पाप मुलानं गोंधळून आधी आपल्या वडिलांकडे पाहिलं. नंतर भीत-भीत हळूच मुख्याध्यापकांकडे एक दृष्टिक्षेप टाकला आणि मग आपल्या चिमुकल्या हातांनी कान झाकून घेऊन त्यानं मोठ्यानं भोकाड पसरलं. वडिलांच्या गळ्यातला ताईत असलेल्या, आईच्या काळजाचा तुकडा असलेल्या त्या बाळाला कुणी तरी 'आम्हांला तू नको आहेस', म्हणून झिडकारलं होतं!

ते पाहून मी अतिशय अस्वस्थ झालो. माझ्या मनात अनेक प्रश्नचिन्हं उभी राहिली. वाटलं या मुलाला शिक्षण पूर्ण होईपर्यंत आणखी किती वेळा, किती प्रकारच्या नकारांना तोंड द्यावं लागणार आहे? किती नकारांच्या भीतीच्या दडपणाखाली याला जगावं लागणार आहे? या मुलाच्या मनावरचं हे दडपण उत्तरोत्तर वाढतच जाईल. विशेषत: नववीत पाय ठेवल्यानंतर तर ते इतकं वाढेल, की त्याचं मन असुरक्षिततेच्या भयानं उमलण्यापूर्वीच कोळपून जाईल! त्याला त्याच्या आवडीच्या अभ्यासक्रमाला जाता येईल का? नंतर त्याला सहजासहजी नोकरी मिळेल का? आणि नाहीच मिळाली, तर तो मनानं खचून नाही का जाणार? असल्या भयानक असुरक्षिततेपासून स्वत:चा बचाव करण्यासाठी तो आपल्या मनाची कवाडं झाकून तर नाही ना घेणार? मनात वेगवेगळे अडसर तर नाही ना उभे करणार? आपल्या सहकाऱ्यांशी तो प्रेमानं वागू शकेल का? त्यांना कधी मदतीचा हात पुढे करेल का? असुरक्षिततेच्या भावनेतून तो हिंसेकडे तर वळणार नाही ना? दारूच्या किंवा

मादक पदार्थांच्या व्यसनात गुरफटून तो सगळ्यांपासून पळ काढण्याचा तर प्रयत्न करणार नाही ना? की तो आत्मविश्वास गमावून बसेल आणि आयुष्यभर दुसऱ्याच्या ओंजळीनं पाणी पिईल? एखाद्या दुय्यम नागरिकासारखा वागून तर तो लहानाचा मोठा होणार नाही ना?

त्यानंतर थोड्याच दिवसांनी माझ्यावर मुंबईतल्या काही सुशिक्षित युवकांनी केलेले दंगेधोपे पाहण्याची पाळी आली. त्या वेळी मी अनेक तरुणांना जाऊन भेटलो आणि त्यांच्याशी अगदी मनमोकळेपणानं चर्चा केली. त्यातून माझ्या असं लक्षात आलं, की आजची आपली शिक्षण-पद्धती तरुण मनांना माहिती भरपूर पुरवते, परंतु जीवनाला सामोरं जाण्यासाठी, आयुष्यातल्या संघर्षांना तोंड देण्यासाठी त्यांना तयार करत नाही!

आज तर हिंसाचारानं सर्वत्र थैमान घातलेलं आहे. मादक पदार्थांच्या व्यसनानं भयानक रूप धारण केलेलं आहे. असं म्हणतात, की केवळ एका मुंबई शहरातच लाखाच्या वर युवक या अमली पदार्थांच्या विळख्यात सापडलेले आहेत!

आता यावर काय उपाय करायचा? समजा, घरातल्या भिंतीलाच बुरशी आली, तर त्याचा बंदोबस्त आपण कसा करू? कुणी त्यावर जंतुनाशकाची फवारणी करून तेवढ्या भागातली बुरशीची वाढ थांबवेल! तर कुणी ती संपूर्ण बुरशी खरवडून काढेल. परंतु त्यानं ती नष्ट थोडीच होणार आहे? ती पुन्हापुन्हा वाढणार आणि ती पुन्हापुन्हा खरवडून काढावी लागणार!

त्यामुळं हे उपाय काही खरे नाहीत. मग मुळात त्या भिंतीला ओलच येणार नाही, याचीच काही तजवीज केली तर? माझ्या मते हाच त्यावरचा एकमेव योग्य उपाय आहे. मुळात भिंतीला ओलच आलेली नसेल, तर बुरशी धरणारच नाही; मग ती वाढण्याचा आणि पसरण्याचा प्रश्न येतोच कुठं?

हिंसाचार आणि व्यसने यांसारख्या पलायनवादी प्रवृत्ती असुरक्षिततेच्या भावनेतून निपजतात; आणि आमची सामाजिक व्यवस्था आणि शिक्षण-पद्धती तर आज प्रत्येक युवा व्यक्तीच्या मनात असुरक्षिततेचीच भावना निर्माण करते आहे!

या सर्व परिस्थितीचा विचार करता मला असं वाटतं, की आज आमच्या युवकांमध्ये आत्मप्रतिष्ठा निर्माण होणं, ही गोष्ट अत्यंत गरजेची आहे; आणि त्यासाठी त्यांना सर्वतोपरी मदत करणं आवश्यक आहे. ज्या व्यक्तीला आत्मप्रतिष्ठा लाभलेली असते, ती व्यक्ती कधीही हिंसेकडे वळणार नाही, की व्यसनांसारख्या कुठल्या घातक पळवाटाही शोधणार नाही!

– पै काका

अनुक्रमणिका

१

स्वतःला एकदा आरशात नीट पाहा!

आत्मविश्वासाचं रहस्य आत्मसात करून घ्यायला तुम्ही खरोखरच उत्सुक आहात ना? तर मग आजचा दिवस हा तुमच्या आयुष्यातला एक अत्यंत शुभ दिवस आहे आणि आत्ताचा हा क्षण एक सुवर्णक्षण! अर्थात त्यासाठी आधी तुम्ही आपल्या मनाशी मी आता प्रचंड आत्मविश्वास संपादन करणार आहे, असा दृढ निश्चय मात्र केलेला असला पाहिजे!

कदाचित अगदी ह्या क्षणी तुम्हांला आत्मविश्वास ही एक फार दूरची, अगदी आपल्या आवाक्यापलीकडची अशी एखादी गोष्ट वाटत असेल. परंतु त्याची धास्ती घेण्याचं खरोखरच काही कारण नाही. हजारो मैलांच्या प्रवासाची सुरुवातदेखील प्रथम उचललेल्या एका पावलानंच होत असते ना? मग आत्मविश्वास संपादन करण्यासाठीसुद्धा आत्ता, ह्या क्षणी फक्त ते पहिलं पाऊल उचला. नंतर रोज नवी पावलं टाकत-टाकत आगेकूच करा. पुढे पुढे जा. थोड्या काळातच तुम्ही निश्चितपणे आपलं उद्दिष्ट गाठू शकाल.

मला एक सांगा, तुम्ही आरशासमोर उभे राहता, तेव्हा आरशातलं आपलं प्रतिबिंब पाहून तुम्हाला काय वाटतं? स्वतःबद्दल तुमचं काय मत होतं? तुमचा चेहरा तुम्हाला आत्मविश्वासानं फुललेला दिसतो का? आपण एक निरोगी आणि प्रसन्न व्यक्ती आहोत असं तुम्हाला वाटतं का? आपल्या प्रतिमेबाबत तुम्ही पूर्ण समाधानी आहात का? तसं जर नसेल, तर मात्र त्याचा अर्थ असा, की तुमच्या मनात अजूनही पुरेशी आत्मप्रतिष्ठा नाही.

पुढे काही विधानं दिलेली आहेत. त्या सर्व विधानांना जर तुम्ही नकारात्मक उत्तरं देऊ शकलात, तर त्याचा अर्थ तुमच्या मनातली तुमची स्वत:ची प्रतिमा अतिशय उत्कृष्ट आणि समाधानकारक आहे. तुमच्या मनात स्वत:विषयी आदर आहे. म्हणजेच तुम्हाला उत्कृष्ट आत्मप्रतिष्ठा आहे. या आत्मप्रतिष्ठेमुळे तुम्ही नेहमीच खूप आनंदी आणि प्रसन्न असाल! इतकंच नव्हे, तर जिथे-जिथे जाल, तिथे-तिथे आपल्या भोवताली आनंदाचं वातावरण निर्माण कराल! मित्र-मैत्रिणींची कमतरता तर तुम्हाला कधीच भासणार नाही. कशी भासणार? जी व्यक्ती स्वत: आनंदी असते आणि आपल्या भोवतालचं सगळं वातावरणही प्रसन्नतेनं बहरून टाकते, त्या व्यक्तीचा सहवास कुणाला आवडणार नाही?

तुमच्या प्राथमिक गरजा जर व्यवस्थित भागत असतील आणि तुमची प्रकृतीही निकोप असेल, तर जीवनात सुखी होण्यासाठी, आनंदी राहण्यासाठी तुम्हाला एकमेव गरज असते ती आत्मप्रतिष्ठेची! उत्तम आरोग्यासाठीसुद्धा आत्मप्रतिष्ठेची गरज असते. विशेषत: मानसिक स्वास्थ्य उत्तम राखण्यासाठी तर आत्मप्रतिष्ठा असणं अत्यंत आवश्यक असतं. त्यामुळेच यशप्राप्तीच्या सूत्रातसुद्धा हा एक महत्त्वाचा घटक मानला जातो. (याची सविस्तर चर्चा मी 'यशाचा कानमंत्र' या माझ्या पुस्तकात केलेली आहे.)

तुम्हाला या संचातल्या फक्त ४, ५, ७, ९, १४, १९ आणि २० या क्रमांकांच्या विधानांना जरी नकारात्मक उत्तरं देता आली, तरी त्याचा अर्थ असा समजा, की तुम्हाला निदान तुमच्या विशिष्ट कार्यक्षेत्रात किंवा कामात तरी पुरेपूर आत्मविश्वास आहे. तुमच्या आत्मप्रतिष्ठेची पातळी कदाचित फार उच्च नसेलही, परंतु यशाच्या दिशेनं वाटचाल करायला हा आत्मविश्वास पुरेसा आहे.

पुष्कळदा आत्मप्रतिष्ठा आणि आत्मविश्वास हे दोन शब्द समान अर्थानं वापरले जातात. परंतु लक्षात ठेवा, या दोन पूर्णपणे वेगवेगळ्या गोष्टी आहेत. आत्मप्रतिष्ठा ही कोणत्याही व्यक्तीच्या बाबतीतली अधिक मूलभूत अशी गोष्ट असते. व्यक्तीच्या मनात स्वत:ची जी प्रतिमा असते, त्याचंच आत्मप्रतिष्ठा हे जणू प्रतिबिंब असतं. मात्र ही आत्मप्रतिष्ठा माणसाला जन्मत:च लाभत नाही. बहुधा तुमचे आई-वडील, शिक्षक, नातेवाईक आणि ज्या समाजात तुम्ही लहानाचे मोठे होता; तो समाज यांच्याकडून

तुम्हाला ती एखाद्या देणगीसारखी मिळत असते. परंतु आत्मविश्वास हा मात्र तुमचा तुम्हालाच मिळवावा लागतो. तुमच्यापाशी जर थोडीशी आत्मप्रतिष्ठा असेल, तर निवडलेल्या कोणत्याही कार्यक्षेत्रात थोड्याशा प्रयत्नानेही तुम्ही पुरेसा आत्मविश्वास संपादन करून घेऊ शकता.

तुमच्या आत्मप्रतिष्ठेची पातळी आजमावा :

१. तुम्ही रस्त्याने जात असताना अचानक समोरून बरेच लोक तुमच्या दिशेनं येताना दिसले, तर तुम्ही अतिशय अस्वस्थ होता.

२. तुमच्या एखाद्या मित्राला, सहकाऱ्याला, शेजाऱ्याला किंवा नातेवाइकाला जर गाणं, वक्तृत्व, चित्रकला अशांसारख्या गोष्टीत स्पृहणीय यश मिळालं, तर त्याचं मनापासून कौतुक करणं तुम्हाला जड जातं.

३. तुम्ही नेहमी आपली जात, धर्म, पैसा-अडका, मालमत्ता किंवा पूर्वजांचं वा नातेवाइकांचं कर्तृत्व यांच्याविषयी बढाया मारता आणि त्याची शेखी मिरवता.

४. तुम्ही उत्साहाने अनेक योजना हाती घेता परंतु त्या प्रत्यक्षात आणताना काही अडचणी निर्माण झाल्या, तर लगेच त्या अर्ध्यावर सोडूनही देता.

५. कोणत्याही बाबतीत निर्णय घेणं तुम्ही टाळता किंवा निर्णय घेताना अनेक लोकांचा सल्ला घेत राहता. (साधारणपणे दोघा-तिघांचा सल्ला घ्यायला काहीच हरकत नसते.)

६. एखाद्या सभेच्या किंवा समारंभाच्या ठिकाणी जेव्हा तुम्ही प्रवेश करता, तेव्हा सगळ्यांचे डोळे आपल्यावरच खिळलेले आहेत असं तुम्हाला वाटतं आणि तुम्ही स्वतःबद्दल एकदम खूप सजग होता.

७. तुमचे शिक्षक किंवा एखादा वक्ता जेव्हा काही प्रश्न विचारतात, तेव्हा त्या प्रश्नाचं उत्तर माहीत असूनसुद्धा अजिबात तोंड न उघडण्याकडे तुमचा कल असतो.

८. आपण खूप उंचावरून खाली पडत आहोत किंवा कुणी तरी दुष्ट माणूस आपला पाठलाग करतोय, अशी भेडसावणारी स्वप्नं तुम्हाला वरचेवर पडतात.

९. वादविवाद किंवा चर्चा करताना तुम्ही नेहमी आवाज चढवून

तावातावानं बोलता.

१०. तुमच्या एखाद्या मित्राने अगर मैत्रिणीने खास प्रकारचे बूट घेतले किंवा नवीन शर्ट/साडी/पोशाख घेतला, तर तसल्याच वस्तू स्वत:ला मिळेपर्यंत तुम्हाला आपल्यावर काही तरी घोर अन्याय झालाय असं वाटत राहातं.

११. तुम्ही नेहमी कुणाच्या तरी (अगदी बी.बी.सी.वर बातम्या सांगणाऱ्याच्या-देखील) बोलण्याच्या लकबीचं किंवा चित्रपटातल्या एखाद्या नटाच्या वा नटीच्या हावभावांचं अनुकरण करण्याचा प्रयत्न करता.

१२. तुम्ही सतत स्वत:ची दुसऱ्यांशी तुलना करता, त्यामुळे तुम्हाला नेहमी कुणा ना कुणाबद्दल तरी मत्सर वाटत असतो.

१३. तुम्ही प्रत्यक्षात जसे आहात, त्यापेक्षा आपण काही तरी वेगळं आहोत असं दाखवता. तसंच प्रत्यक्षात आपल्याजवळ जे नाही, ते आहे असं भासवण्याचं नाटक करता.

१४. आपल्या हातून काहीही चूक घडली, की लगेच तुम्ही तिचं समर्थन करण्यासाठी वेगवेगळी कारणं शोधून काढता.

१५. डोळे मिटून शांतपणे पडून राहिलात, तरीही तुम्हाला मन शांत ठेवणं जमत नाही.

१६. स्वत:च्या कर्तृत्वाबद्दल नेहमी अतिशयोक्ती करून बोलण्याचा तुमचा स्वभाव आहे.

१७. एखाद्याच्या शारीरिक व्यंगावर केलेल्या विनोदालाही तुम्ही खळखळून हसून दाद देता.

१८. आपल्या हातून घडलेल्या कोणत्याही लहान-मोठ्या चुकांवरून स्वत:चीच मनमोकळेपणे चेष्टा करणं तुम्हाला जड जातं.

१९. कोणत्याही व्यक्तीशी बोलताना त्या व्यक्तीचं बोलणं नीट लक्षपूर्वक ऐकण्यापेक्षाही स्वत:च्याच बोलण्याकडे तुमचं अधिक लक्ष असतं.

२०. तुम्ही बनवलेल्या एखाद्या वस्तूवर, तुमच्या लेखनावर किंवा तुम्ही केलेल्या एखाद्या पदार्थावर कोणी टीका केली, तर लगेच तुम्ही ती गोष्ट पुन्हा कधीही न करण्याचा निर्णय मनाशी घेऊन टाकता.

या संचातल्या कमीत कमी पाच विधानांना जरी तुम्ही नकारात्मक उत्तर देऊ शकलात, तरी तुम्हाला पुरेशी आत्मप्रतिष्ठा लाभलेली आहे असं समजा. तेवढ्या आत्मप्रतिष्ठेच्या पायावरही तुम्ही तुमच्या आत्मविश्वासाची मजबूत वास्तू उभारू शकता.

तुमच्या आत्मप्रतिष्ठेची पातळी पुरेशी उच्च नसेल, तर तुम्ही कधीही सुखी आणि आनंदी राहू शकणार नाही; मात्र तुम्ही निवडलेल्या क्षेत्रात तुम्हाला थोडंफार यश नक्की मिळवता येईल. परंतु तुमच्यात आत्मविश्वासच जर नसेल, तर मात्र तेवढंही यश मिळवणं तुम्हाला जमणार नाही. 'मी गाऊ शकतो', 'मी नक्की शर्यतीत भाग घेईन', 'मला छान सायकल चालवता येते', 'मला उत्तम पोहता येतं' किंवा 'मी हा रेडिओ नक्की दुरुस्त करू शकेन' अशा प्रकारची विधानं केवळ आत्मविश्वास असलेल्या व्यक्तीच्या तोंडूनच बाहेर पडू शकतात. आपणही जेव्हा अमुक एखाद्या व्यक्तीला प्रचंड आत्मविश्वास आहे असं म्हणतो, तेव्हा त्या व्यक्तीचं कार्य किंवा एखादी कृती पाहूनच ते विधान करत असतो, नाही का?

तुमची आत्मप्रतिष्ठा फारच थिटी असेल, तर मात्र कोणत्याही गोष्टीत यश मिळवणं तुम्हाला कठीणच जातं. याचं कारण तुमचा बहुतेक वेळ तुम्ही एक तर लोकांना आपल्याबद्दल काय वाटतं याचा विचार करण्यात तरी वाया घालवता किंवा आपल्यातल्या खऱ्या-खोट्या उणिवांची खंत करण्यात तरी खर्च करता; नाही तर पूर्वी आपल्या हातून कोणत्या चुका घडल्या आणि आता भविष्यकाळात आपल्यासाठी काय वाढून ठेवलंय, याची नाहक काळजी तरी करत बसता. विचार करा, हाच वेळ जर तुम्ही अभ्यासासाठी वापरलात, नवीन ज्ञान वा प्रशिक्षण मिळवून स्वतःला घडवण्यासाठी खर्च केलात किंवा खेळ, गाणं, वक्तृत्व, पोहणं इत्यादी गोष्टींत प्रावीण्य मिळवण्यासाठी वापरलात, तर त्याचा कितीतरी अधिक चांगला उपयोग होऊ शकेल, नाही का?

परंतु तुमची आत्मप्रतिष्ठा फारच जर तुटपुंजी असेल, तर मात्र तुम्हाला आपल्या भोवतालच्या माणसांशी साधा संपर्क ठेवणं किंवा संवाद साधणंही जमणार नाही.

मात्र एक लक्षात ठेवा, की ज्या क्षणी तुमच्या मनातली तुमची

स्वत:ची प्रतिमाच उजळेल आणि स्वत:विषयी तुमच्या मनात सन्मानाची भावना निर्माण होईल, त्याच क्षणी हे चित्र पालटेल. तुमच्यात खूप बदल होईल. तुम्ही विद्यार्थी असाल, तर अभ्यासात तुमची प्रगती होईलच, पण अभ्यासाखेरीज इतर गोष्टींतही तुम्ही पुढे याल. तुम्ही वयाने मोठे असाल आणि नोकरी करत असाल, तर तुमच्या कामात तुम्ही अधिक तडफ दाखवू शकाल आणि बढत्या मिळवत-मिळवत खूप पुढे जाल!

जीवनात यशस्वी होण्यासाठी आत्मप्रतिष्ठा ही गोष्ट इतकी महत्त्वाची असते, यावर विश्वास ठेवणं कठीण जातंय ना? तर मग मी तुमच्यासमोर प्रत्यक्षातली काही उदाहरणंच ठेवतो.

सर आयझॅक न्यूटन हे नाव तुमच्या चांगलंच परिचयाचं असेल. या महान शास्त्रज्ञानं भौतिक जगाविषयीच्या पूर्वापार कल्पना पार बदलून टाकल्या. यानं गतिविषयक मूलभूत नियम मांडले, कॅलक्युलसचा पाया घातला आणि प्रकाशाचं पृथ:क्करण करून त्याचे घटक शोधून काढले. गुरुत्वाकर्षणाचा सिद्धान्तही यानेच मांडला. सगळ्या जगाला या शोधांची महान देणगी देणारा हा थोर शास्त्रज्ञ लहानपणी इंग्लंडमधल्या ग्रॅन्थॅमच्या शाळेत जेव्हा शिकत होता, तेव्हा मात्र चुकूनसुद्धा कुणाला या मुलात बुद्धिमत्तेची काही विशेष चमक आहे असं वाटलेलं नव्हतं!

आयझॅक न्यूटनची सुरुवातीची हकिकत तर कुणालाही थक्क करून टाकणारी आहे! त्याच्या जन्माच्या तीन महिने अगोदर त्याचे वडील वारले. पुढे त्याच्या आईनं दुसरा विवाह केला. या त्याच्या सावत्र वडिलांनी त्याला वुल्सथोर्प येथील त्याच्या आजीकडे म्हणजे आईच्या आईकडे नेऊन ठेवलं. जवळजवळ नऊ वर्षं बिचारा आयझॅक आपल्या आईपासून पूर्ण तोडला गेला होता. आजीकडे राहत असताना तो आपल्या आजीबरोबर शेतात जायचा आणि तिला शेतीच्या कामात मदत करायचा. त्याच्या आजीची त्याच्यावर खूप माया होती. तरीसुद्धा आपल्या आई-वडिलांनी आपल्याला टाकलेलं आहे ही भावना त्याच्यात इतकी खोलवर रुजली होती की, त्याच्या मनात स्वत:ची अत्यंत दयनीय अशी प्रतिमा निर्माण झाली. आपल्यात काही तरी कमी आहे, या भावनेनं तो पछाडला गेला. एखाद्या नवागताला परक्या लोकांत वावरताना वाटावं, तसं अवघडलेपण त्याला लोकांत वावरताना वाटे.

बहुधा त्यामुळेच त्याच्या वर्गातल्या मुलांनी त्याचं नाव 'गावंढळ' असं पाडलं होतं. वर्गात तर आयझॅक नेहमीच दुर्मुखलेला असे आणि मित्रांच्या कोणत्याही कार्यक्रमात कधी सहभागी होत नसे. परीक्षेतसुद्धा त्याला खूप वाईट गुण मिळत.

परंतु एके दिवशी मात्र या सगळ्याला अगदीच अनपेक्षित अशी कलाटणी मिळाली! झालं असं, की त्या शाळेत एक वांड मुलगा होता. आज याला पीट, तर उद्या त्याला अशी त्याची सारखी दादागिरी चालायची. त्या दिवशीही पिटाई करण्यासाठी एखाद्या छानशा शामळू 'बळी'च्या शोधात असताना अचानक त्याची नजर या 'गावंढळ' पोरावर पडली आणि मग बघता-बघता तो त्याच्यावर तुटून पडला. बिचारा आयझॅक! स्वत:बद्दल खूप सजग असला, तरीही कमालीचा बुजरा होता. मात्र त्या दिवशी अचानक त्याच्या अंगात काय संचारलं कोण जाणे! त्यानं त्या वांड पोराला धरलं आणि अक्षरश: आडवं घातलं. आयझॅकचं वागणं इतकं अनपेक्षित होतं की, तो पोरगा तर सटपटलाच, पण वर्गातल्या इतर बघ्या मुलांनीही तोंडात बोटं घातली! पण याहून मोठी गंमत म्हणजे खुद्द आयझॅकही आपल्यात अचानक संचारलेल्या या अवसानानं चकित झाला! वास्तविक आयझॅक त्या धटिंगणाच्या तुलनेनं लहानखुराच होता. परंतु बालपणीचं खेड्यातलं जीवन आणि आजीबरोबर शेतात केलेली मेहनत यांमुळे त्याच्या अंगात इतरांच्या मानाने ताकद जास्त होती आणि तीच त्या दिवशी त्याच्या कामी आली. या प्रसंगामुळे एक मात्र झालं, की सगळी मुलं आयझॅककडे कौतुकाच्या नजरेनं बघू लागली.

तसा हा प्रसंग छोटाच! पण त्यातून आयझॅकला आपली आत्मप्रतिष्ठा गवसली. त्यानंतर काही महिन्यांनी जी परीक्षा झाली, त्यातही आयझॅकने चक्क पहिला क्रमांक पटकावून सर्वांना आणखी एक सुखद धक्का दिला.

जगदीशचंद्र बोस यांच्याही बाबतीत नेमकं असंच घडलं. वसतिगृहातल्या एका आडदांड वात्रट मुलाला एका प्रसंगी त्यांनी मोठ्या धैर्यानं तोंड देऊन धडा शिकवला आणि त्याच क्षणानं त्यांच्याही मनात आत्मप्रतिष्ठेची भावना रुजवली. त्या प्रसंगानंतरच त्यांचीही अभ्यासात झपाट्यानं प्रगती झाली.

आता, न्यूटन आणि जगदीशचंद्र बोस या दोघांनाही आपली आत्मप्रतिष्ठा अपघातानंच गवसली पण म्हणून तुम्हीसुद्धा आपली स्वप्रतिमा उजळ करण्यासाठी आणि त्यातून आत्मप्रतिष्ठा मिळवण्यासाठी अशा एखाद्या 'अपघाता'चीच वाट पाहत बसणार का?

व्हर्जिनिया ॲक्सलीन यांनी सांगितलेली डिब्स नावाच्या छोट्या मुलाची कथा, हे या प्रकारचं आणखी एक उदाहरण. डिब्सला त्याच्या आई-वडिलांकडून अशी काही वागणूक मिळत होती, की आपण कुणालाच नको आहोत अशी भावना त्याच्या मनात खोलवर रुजली आणि त्यातून त्याच्या मनातली स्वत:ची प्रतिमा छिन्नभिन्न झाली. परिणामी तो बुद्धीची वाढ खुंटलेल्या मुलांसारखा वागू लागला. ॲक्सलीननी एकूण सोळा वेळा त्या मुलाला भेटून त्याच्याशी बातचीत केली. त्यानंतर त्या मुलात इतकी झपाट्यानं सुधारणा झाली, की अभ्यासात तर त्याची प्रगती दिसू लागलीच, पण इतरांबरोबरच्या त्याच्या वागणुकीतही खूप चांगला फरक पडला. निर्बुद्ध आणि मतिमंद समजल्या जाणाऱ्या या मुलाने पुढे तर बुद्धीची अशी चमक दाखवली, की थोड्या दिवसांतच त्याला हुशार मुलांच्या एका शाळेत प्रवेश द्यावा लागला. पुढे सतरा वर्षांनी हाच मुलगा एका नावाजलेल्या महाविद्यालयात विद्यार्थि-नेता म्हणून गाजला.

मुलांच्या मनात आत्मप्रतिष्ठा निर्माण करणारे शिक्षक

जी. आर. लीफ्रँकॉईस यांनी आपल्या 'सायकॉलॉजी ऑफ टीचिंग' या पुस्तकात, एका शिक्षकाने आपल्या विद्यार्थ्यांच्या मनात अगदी अजाणतेपणी चांगली स्वप्रतिमा कशी निर्माण केली याचा एक मजेदार किस्सा सांगितलेला आहे.

वसतिगृह असलेल्या एका शाळेत एक शिक्षक नव्यानेच रुजू झाले. पहिल्याच दिवशी त्या शिक्षकांना विद्यार्थ्यांच्या नावाची एक यादी दिली गेली. त्यातल्या प्रत्येक विद्यार्थ्याच्या नावासमोर एक आकडा टाकलेला होता. हा आकडा म्हणजे त्या-त्या मुलाचा बुद्ध्यांक आहे, अशी त्या शिक्षकाची समजूत झाली आणि मग त्यांच्याही नकळत ते प्रत्येक विद्यार्थ्याशी त्याचा तो 'बुद्ध्यांक' लक्षात घेऊन वागू लागले.

पुढे पहिल्या सत्राच्या शेवटी एके दिवशी त्यांना असं समजलं, की

विद्यार्थ्यांच्या नावापुढचा तो आकडा म्हणजे त्यांचा बुद्ध्यांक नसून प्रत्येकाला आपापल्या वस्तू ठेवण्यासाठी दिलेल्या खणाचा क्रमांक आहे! परंतु त्याच वेळी आणखी एक आश्चर्यकारक गोष्ट त्यांच्या अशी ध्यानात आली, की प्रत्येक विद्यार्थ्याची शाळेतील एकूण प्रगती आणि ह्यांनी गृहीत धरलेला त्याचा 'बुद्ध्यांक' यांच्यात विलक्षण परस्परसंबंध आहे! आता या चमत्कारामागचं कारण तुम्हाला सांगता येईल? याचं कारण असं, की ज्या मुलांच्या खणाचा क्रमांक मोठा होता, त्यांना ते शिक्षक खूप हुशार समजले. त्यांच्याही नकळत त्यांनी त्यांना मानानं वागवलं. त्यातून त्या मुलांच्या मनात कळत-नकळत आत्मप्रतिष्ठेची भावना रुजली आणि याचीच परिणती मुलांच्या प्रगतीत झाली!

मला वाटतं तुम्हीसुद्धा आता आपल्या मनातली स्वतःची प्रतिमा आणि आत्मप्रतिष्ठा यांचा शोध घेण्याचा प्रयत्न केला असेल.

आत्मप्रतिष्ठा ही बहुधा आई-वडिलांकडून मिळालेली देणगी

बहुधा आई-वडील आणि शिक्षकच मुलांच्या मनात बरी-वाईट आत्मप्रतिष्ठा रुजवत असतात. तुम्हाला तुमची अगदी लहानपणची एक गोष्ट आठवते का? शाळेतून जेव्हा तुम्हाला अगदी पहिल्या प्रथम प्रगती-पुस्तक मिळालं, तेव्हा तुमच्या आई-वडिलांची काय बरं प्रतिक्रिया झाली होती? प्रगती-पुस्तक मिळताच तुम्हाला कधी एकदा ते घरी नेऊन दाखवतो असं झालं होतं. अधीर होऊन तुम्ही धावत-पळत घरी आलात आणि मोठ्या उत्साहानं ते आईच्या किंवा वडिलांच्या हातात दिलंत. पण त्यावर त्यांची काय प्रतिक्रिया झाली होती, ते आठवतंय?

प्रत्येकच आई-वडिलांना आपलं मूल अत्यंत बुद्धिमान वाटत असतं. माझं मूल हे जगातलं सर्वांत बुद्धिमान मूल आहे, असं जरी उद्या कुणी म्हटलं, तरी त्यातही फारसं आश्चर्य वाटून घ्यायचं कारण नाही. कारण असं वाटणं हे अगदी स्वाभाविक असतं. परंतु त्यामुळे होतं काय, की जेव्हा त्यांच्या हातात अगदी पहिल्या प्रथम आपल्या या 'बुद्धिमान' मुलाचं प्रगती-पुस्तक पडतं, तेव्हा दुसरं कुणी तरी- उदा. मुलाचे शिक्षकच- आपल्या ह्या मताशी सहमत नाहीत याचा त्यांना प्रचंड धक्का बसतो. दुसरं म्हणजे, अलीकडे सर्व पालकांना, विशेषतः शहरात राहणाऱ्या मध्यमवर्गीय पालकांना आपलं मूल वर्गात पहिलं

किंवा दुसरं आल्याशिवाय बरंच वाटत नाही. मुलाला परीक्षेत मिळालेले गुण म्हणजे त्याच्या बुद्धिमत्तेचंच प्रतिबिंब, असं मानण्याकडेच सर्वसाधारणपणे सर्व पालकांचा कल असतो. त्यामुळे तुमचे आई-वडीलसुद्धा कदाचित याच कारणानं तुमचं पहिलं प्रगती-पुस्तक पाहून निराश झालेले असणार! त्या वेळी जरी त्यांनी पाठ थोपटून तुम्हाला शाबासकी दिलेली असली, तरी त्या अजाण वयातसुद्धा आपल्या आई-वडिलांची निराशा तुम्हाला नक्कीच जाणवलेली असणार, होय ना?

त्यानंतर मग प्रत्येक वर्षी तुमच्यावरचं अधिकाधिक गुण मिळवण्याचं दडपण वाढतच गेलेलं असणार. आठवीत गेल्यानंतर तर बघायलाच नको! आई-वडील, शिक्षक, नातेवाईक सगळ्यांकडूनच जबर दडपण, 'गुण जास्तीत जास्त मिळाले पाहिजेत!' परिणामी, ज्यांना परीक्षेत दुसरी श्रेणी मिळते, त्यांच्या मनात 'आपण दुय्यम दर्जाचेच आहोत' असं कुठे तरी ठसतं; तर तिसऱ्या श्रेणीत उत्तीर्ण होणारे विद्यार्थी 'आपण अगदीच सामान्य प्रतीचे आहोत' अशी स्वत:ची समजूत करून घेतात. वास्तविक असं काहीही नसतं. परंतु तुमचे आई-वडील, शिक्षक आणि नातेवाईक वगैरे मंडळींनीच ही चुकीची गोष्ट तुमच्या मनात भरवून दिलेली असते. मुलं मात्र स्वत:विषयीच्या या चुकीच्या समजुती घेऊनच लहानाची मोठी होतात. त्यामुळे माझ्या मते पालकांनी आणि शिक्षकांनी जर मुलांविषयी अधिक समंजसपणे विचार करून सकारात्मक दृष्टिकोण स्वीकारला आणि मुलांना कमी गुण मिळाले तरी त्याचा बाऊ न करता पुढल्या परीक्षांमध्ये अधिक यश मिळवण्याच्या दृष्टीनं त्यांना प्रोत्साहन दिलं, तर मुलांची अशा गैरसमजुतींतून नक्कीच मुक्तता होईल.

बकरीचं कातडं पांघरलेला सिंहाचा छावा

एक होता सिंहाचा छावा. त्याच्या अंगावर एकदा कोणीतरी बकरीचं कातडं पांघरलं. त्यामुळे जंगलातले सर्व प्राणी फसले आणि त्याला एखाद्या गरीब कोकरासारखं वागवू लागले. याचा परिणाम शेवटी असा झाला, की तो सिंहाचा छावादेखील गर्जना करायचं सोडून बकरीच्या पिल्लासारखं बें-बें करू लागला!

बहुतेक मुलांच्या बाबतीतही काहीसं असंच घडत असतं. अगदी लहानपणी, म्हणजे शालेय जीवनाच्या सुरुवातीच्या काही वर्षांतच

मुलांच्या मनात स्वत:विषयी इतक्या गैरसमजुती निर्माण करून दिल्या जातात की, हळूहळू मुलांनाही वाटू लागतं, 'छे बुवा! आपण काही बुद्धिमान मुलांत मोडणारे नाही आणि 'स्मार्ट'ही नाही!' आणि या सगळ्याचं कारण काय, तर केवळ त्यांना परीक्षेत आपल्या आई-वडिलांच्या मनासारखे गुण मिळवता आलेले नसतात!

तेव्हा आता हीच वेळ आहे, उठा आणि स्वत:विषयीच्या सर्व गैरसमजुती झिडकारून द्या. स्वत:बद्दल ठाम विश्वास बाळगा! मला खातरी आहे, तुमची नक्की प्रगती होईल!!

तुम्हालाच तुमच्या मनाची नव्यानं जडणघडण करायला हवी!

संगणक जसा त्याला 'पुरवलेल्या' आज्ञावलीप्रमाणेच काम करतो, तसाच काहीसा मनाचाही व्यवहार घडत असतो. त्यामुळे संगणकाच्याच परिभाषेत सांगायचं, तर तुमचे आई-वडील, शिक्षक आणि भोवतालचा समाजच तुमच्या मनात आत्मप्रतिष्ठेच्या भावनेचं 'नियोजन' करत असतो. या बाबतीत तुमच्या हातात बहुधा फारसं काही नसतं. त्यांनी तुम्हाला वागण्याची जी दिशा ठरवून दिलेली असते, तसेच तुम्ही वागत असता आणि त्यांनी तुमच्या मनात तुमची जी प्रतिमा ठसवलेली असते, तसेच तुम्ही स्वत:ला समजता. परंतु संगणक आणि माणूस यांच्यात एक मूलभूत फरक आहे. एखादा संगणक जर दोन अधिक तीन बरोबर सात सांगत असेल, तर त्या संगणकातली ती चूक काढून टाकून त्या जागी योग्य आज्ञावलीचं नियोजन करण्यासाठी तज्ज्ञ व्यक्तीची गरज असते. परंतु माणसाच्या बाबतीत मात्र तसं नसतं. ज्या क्षणी तुम्हाला आपल्या मनाची जडणघडण अमुक एका प्रकारे झालेली आहे आणि ती चुकीची आहे असं खातरीनं जाणवेल, त्याच क्षणी तुम्ही स्वत:च ती बदलून अगदी नव्यानं आपल्या मनाची घडण करू शकता. स्वत:ला नव्यानं घडवण्यासाठी, मनाच्या पुनर्रचनेसाठी हे पुस्तक तुम्हाला खातरीनं मदत करेल.

आपण कशामध्ये प्रावीण्य मिळवू शकतो, आपल्याला कोणत्या क्षेत्रात अधिक गती आहे याचा आधी शोध घ्या; त्या क्षेत्राचा स्वतंत्रपणे प्रत्यक्ष अनुभव घ्या आणि मग त्यात सर्वांपेक्षा वरचढ ठराल इतकं प्रावीण्य मिळवा. यानं तुमच्या मनातली आत्मप्रतिष्ठेची भावना विकसित

होऊन दृढ होईल. परंतु जर का तुम्हाला मी सांगितलेल्या आत्मप्रतिष्ठेच्या चाचणीतल्या चार विधानांचीसुद्धा नकारात्मक उत्तरं देता येत नसतील, तर मात्र तुम्हाला तुमचं हित चिंतणाऱ्या एखाद्या जाणत्या सल्लागाराची मदत घ्यावी लागेल. त्याच्या मदतीने तुम्ही आपल्या मनाची नव्यानं जडणघडण करू शकाल.

शेवटी या बाबतीतलं एक मोठं सत्य तुम्हाला सांगतो. आपण जसे आहोत, तसंच स्वत:ला स्वीकारणं यातच आत्मप्रतिष्ठेचं खरं मर्म दडलेलं आहे. याचा अर्थ, तुम्ही जर आपल्या सर्व अधिक-उण्या बाजू, आपल्याला उपलब्ध होऊ शकणाऱ्या एकूण गोष्टी आणि स्वत:च्या जबाबदाऱ्या समजून घेऊन व त्या मान्य करून त्यांच्यासहित स्वत:चा संपूर्ण स्वीकार केलात, तरच तुम्हाला अगदी परिपूर्ण अशी आत्मप्रतिष्ठा प्राप्त करून घेता येईल! परंतु स्वत:चा असा पूर्ण स्वीकार करणं ही गोष्टसुद्धा केवळ तुमच्या स्वत:च्याच हातात फारशी नसते, तर तुमचे आई-वडील, शिक्षक, नातेवाईक, मित्रमंडळी वगैरे सर्वांची तुमच्याकडे बघण्याची दृष्टी काय आहे, त्यांनी तुमच्यातल्या कोणकोणत्या गोष्टींसहित तुमचा स्वीकार केलेला आहे, तसंच, अगदी लहानपणापासून या लोकांनी तुमच्या मनात तुमची कोणती प्रतिमा उभी केलेली आहे, यावर तुमचं हे 'स्वत:चा स्वीकार करणं' फार मोठ्या प्रमाणावर अवलंबून असतं. आणि त्यामुळेच असं दिसून येतं, की कोणत्याही प्रौढ व्यक्तीला आपल्या मनातली स्वत:ची प्रतिमा आणि आत्मप्रतिष्ठा यात सहजासहजी बदल करणं कठीण जातं.

या पुस्तकात केलेल्या सूचनांचं अगदी काटेकोर पालन करूनसुद्धा, तुम्हाला अगदी खातरीनं परिपूर्ण आत्मप्रतिष्ठा प्राप्त करून घेता येईलच असं मात्र सांगता येणार नाही. परंतु तुम्हाला आत्मविश्वास मात्र नक्की लाभेल आणि याच आत्मविश्वासाच्या बळावर तुम्ही यशाच्या मार्गावर पाऊल टाकू शकाल! हा आत्मविश्वास आणि त्यानं लाभणारं यश यांच्यामुळे तुमच्या मनातली स्वत:ची प्रतिमाही उजळेल आणि तुमची आत्मप्रतिष्ठाही उंचावेल!

२

आत्मप्रतिष्ठेची लक्षणे

एखाद्या व्यक्तीला उत्कृष्ट दर्जाची आत्मप्रतिष्ठा आहे किंवा नाही, हे तुम्ही कसं ओळखणार? मागल्या प्रकरणात दिलेला वीस विधानांचा संच तुम्ही पाहिलाच असेल. त्यातल्या जितक्या जास्तीत जास्त विधानांना तुम्ही नकारात्मक उत्तरं देऊ शकाल, तितक्या प्रमाणात तुमची आत्मप्रतिष्ठा सरस समजायची! या चाचणीनं तुम्ही स्वत:च्या आत्मप्रतिष्ठेची पातळी जशी जाणून घेऊ शकता, तशीच दुसऱ्याची आत्मप्रतिष्ठाही आजमावू शकता. मात्र कदाचित दुसऱ्या व्यक्तीकडून तुम्हाला ह्या प्रश्नांची अचूक उत्तरं मिळणारही नाहीत. यासाठी मी तुम्हाला आणखी एक कसोटी देतो. ही कसोटी अगदी सोपी आहे. यानं तुम्ही एखाद्या व्यक्तीला आत्मप्रतिष्ठा आहे किंवा नाही, हे शोधून काढू शकाल.

आत्मप्रतिष्ठेची कसोटी

ज्या व्यक्तीला उत्कृष्ट आत्मप्रतिष्ठा असते, ती व्यक्ती–

१. आपल्या वाटचालीत काही अडथळे आले किंवा प्रगतीला तात्पुरती खीळ बसली, तरी माघार न घेता सगळ्यावर मात करून पुढेच जाते.

२. कोणत्याही गोष्टीशी सहजगत्या जुळवून घेते.

३. स्वत:च्या मनावरचे ताण सहज दूर करू शकते. इतकंच नव्हे, तर तिच्या सहवासात इतरांच्या मनावरचे ताणही नाहीसे होतात.

४. स्वत: इतरांवर विश्वास ठेवते; त्यामुळे इतरांनाही ती विश्वासार्ह वाटते.
५. मागे-पुढे न बघता सर्वांना मनापासून मदत करते.
६. दुसऱ्यांमधल्या चांगल्या गोष्टींची कदर करते. तसंच दुसऱ्यांच्या गुणांचं आणि कर्तृत्वाचं मोकळ्या मनानं कौतुक करते.

या सहा गुणांपैकी मार्गात येणाऱ्या अडचणींना न जुमानता पुढे जाणं हा जो पहिला गुण आहे, तो जगातल्या यशस्वी ठरलेल्या सर्व माणसांमध्ये अगदी ठळकपणे दिसतो. याला तुम्हाला अपवाद मिळणारच नाही. माघार न घेता पुढे जाणं ही तर आत्मविश्वास असलेल्या माणसाची एक फार मोठी आणि स्पष्ट अशी बाह्य खूणच आहे म्हणा ना!

एखादी व्यक्ती जर कोणताही मानसिक ताण न घेता आनंदात राहू शकत असेल आणि तिच्या सहवासात इतरांच्या मनावरचे ताणही नाहीसे होत असतील, दुसऱ्यांमधल्या चांगल्या गोष्टींचं ती मुक्त मनानं कौतुक करत असेल, दुसऱ्यांना मदत करणं हा तिचा स्वभावधर्मच असेल आणि ती भोवतालच्या कोणत्याही परिस्थितीशी सहज जुळवून घेऊन विश्वासपूर्ण वातावरण निर्माण करत असेल, तर नक्की समजा की; त्या व्यक्तीला प्रचंड आत्मविश्वास तर आहेच, पण त्याबरोबरच तिला अतिशय परिपूर्ण अशी आत्मप्रतिष्ठाही लाभलेली आहे. परंतु तुमच्या आवतीभोवती असलेल्या माणसांच्या बाबतीत तुम्हाला काय दिसतं? तुम्हाला असं आढळेल, की ज्यांना आपण खूप यशस्वी समजतो, अशी राजकारणातली मोठमोठी माणसंसुद्धा आत्मप्रतिष्ठेच्या या कसोटीला उतरू शकत नाहीत.

कदाचित तुम्हाला ह्या कसोटीच्या साहाय्यानंसुद्धा इतरांची आत्मप्रतिष्ठा नेमकी आजमावणं कठीण जाईल. परंतु एखाद्या व्यक्तीमध्ये आत्मप्रतिष्ठेचा संपूर्ण अभावच असेल, तर ते मात्र तिच्या स्वभावावरून, वर्तनावरून, कृतींवरून आपल्या सहज लक्षात येऊ शकतं, ही व्यक्ती कशी बरं वागते? तिचे इतरांशी असलेले नातेसंबंध नेमके कसे असतात?

आत्मप्रतिष्ठेच्या अभावाची लक्षणं

मी मुलांसाठी 'आत्मप्रतिष्ठा कशी संपादन करावी' यासंबंधी जी

शिबिरं आयोजित करतो, त्यात मी मुलांना आत्मप्रतिष्ठेच्या अभावाची लक्षणं समजावून सांगताना नेहमी काही परिचित प्राण्यांची उदाहरणं देतो. कारण माझ्या मते खेकडा, कासव, अमिबा, वानर किंवा कोल्हा ह्या प्राण्यांच्या वर्तनाच्या काही विशिष्ट तऱ्हा, ह्या उच्च आत्मप्रतिष्ठेचा अभाव असलेल्या माणसांच्या वर्तनाच्या द्योतक मानता येतात.

मात्र याचा अर्थ असा नव्हे की, अगदी उच्च दर्जाची आत्मप्रतिष्ठा नसेल; तर माणसाला आयुष्यात फार मोठं यश मिळूच शकणार नाही. अर्थात, प्रत्येकाला किमान आत्मप्रतिष्ठा ही तर हवीच. कमीत कमी इतरांशी सुसंवाद साधण्यासाठी आणि परस्परांतील संबंध राखण्यासाठी जेवढी आत्मप्रतिष्ठा आवश्यक असते, तेवढी तर हवीच हवी. आत्मप्रतिष्ठा नसलेला माणूस कधीही सुखी होऊ शकत नाही. परंतु एखाद्या व्यक्तीला जर प्रचंड आत्मविश्वास असेल, तर मग थोड्याशा आत्मप्रतिष्ठेच्या जोडीनंदेखील ती व्यक्ती बऱ्याच गोष्टी मिळवू शकेल. उदाहरणार्थ, ती भरपूर संपत्ती मिळवू शकेल, स्पर्धेत जिंकू शकेल, अगदी पहिल्या दर्जाची क्रिकेटपटू होऊ शकेल, टेनिसपटू होऊ शकेल, उत्तम गाऊ शकेल, परीक्षेत उत्तम गुण मिळवू शकेल. इतकंच काय पण राजकारणात आणि उद्योग व्यवसायांतसुद्धा अगदी यशाच्या शिखरावर जाऊन पोहोचेल. आयुष्यात जे-जे मिळवायचंय, ते-ते सर्व काही ती व्यक्ती मिळवू शकेल.

म्हणूनच आपण आता हा आत्मविश्वासाचा जादूचा दिवाच मिळवण्याच्या मोहिमेवर निघू या!

३

आत्मविश्वासाचा जादूचा दिवा

तुम्हाला अल्लाद्दिनची गोष्ट माहीत आहे ना? या अल्लाद्दिनजवळ एक जादूचा दिवा होता. तो दिवा घासला की, दिव्यातला राक्षस त्याच्यासमोर उभा राहायचा आणि म्हणायचा, 'बंदा हाजिर आहे, मालिक! तुम्ही फक्त आज्ञा करा. तुमची इच्छा मी क्षणार्धात पुरी करीन.' मग अल्लाद्दिन त्याला आपली इच्छा सांगायचा. त्याच्या तोंडून शब्द निघायचाच अवकाश, की तो राक्षस चुटकीसरशी त्याची मागणी पूर्ण करायचा!

आत्मविश्वास हादेखील असाच एक जादूचा दिवा आहे आणि तो दिवा मिळवण्यासाठी मदत करण्याचं मी तुम्हाला आश्वासन दिलेलं आहे. मात्र सर्वांनाच काही हा दिवा इतका सहजासहजी प्राप्त होण्याजोगा नाही. याचं कारण तुम्हाला माहीत आहे? याचं कारण असं, की तुम्ही आणि तो जादूचा दिवा यांच्यामध्ये एक भलीभक्कम भिंत उभी आहे. छे! छे! लगेच नाउमेद होऊन तो दिवा मिळवण्याच्या इच्छेवर पाणी सोडू नका!!

त्या भिंतीकडे नीट निरखून पाहा. काय दिसतं तुम्हाला? ती भिंत विटांची बनलेली आहे आणि त्या प्रत्येक विटेवर लिहिलंय,

'तुला हे जमणार नाही.'

किंवा

'ही गोष्ट कशी करावी, हेच तुला माहीत नाही.'

तुम्ही नक्कीच चक्रावून जाल! या इतक्या विटा कसल्या? या इथे कशा बरं आल्या? कुणी आणल्या त्या? कुणी लिहिलं हे त्यावर?

थोडा विचार केलात, तर तुमच्या असं लक्षात येईल, की या विटा म्हणजे दुसरं-तिसरं काहीही नसून तुमच्या अगदी लहानपणापासून तुमच्या आई-वडिलांनी, शिक्षकांनी, नातेवाइकांनी, मित्रमंडळींनी तुमचे दोष दाखवताना वेळोवेळी तुमच्यावर कठोर शब्दांत ज्या टीका केलेल्या होत्या, त्या टीका आहेत; तुमच्या हुशारीबद्दल, तुमच्या कुवतीबद्दल घेतलेल्या या नाना शंका आहेत. अगदी 'मला शंका आहे तो/ती हे काम करू शकेल की नाही!' असे ह्या लोकांचे तुमच्याबद्दलचे साधे शेरेसुद्धा विटा होऊन ह्या भिंतीत तुम्हाला अडवायला उभे आहेत. आणखी बारकाईनं पाहिलंत, तर तुमच्या असंही लक्षात येईल, की लहानपणापासून तुम्हाला जी वेगवेगळी अपयशं आलेली होती, त्यांच्यासुद्धा विटा होऊन त्या ह्या भिंतीत रचल्या गेलेल्या आहेत.

कायम ठाकणारी भिंत

आयुष्यात जेव्हा जेव्हा तुम्ही पुढे जाण्याचा किंवा काही कर्तृत्व गाजवण्याचा विचार करता, तेव्हा तेव्हा ही भिंत तुमच्या आड येते आणि तुमच्या प्रगतीचा मार्ग रोखून धरते. अगदी नेहमीची साधी गोष्ट घ्या ना! तुम्ही एखाद्या समारंभाला किंवा कार्यक्रमाला जाता, तेव्हा सभागृहात पाऊल टाकताना, तिथे कुणाशी बोलताना किंवा तिथून बाहेर पडताना तुम्ही स्वतःबद्दल एकदम नको इतके सजग होता. आपल्या प्रत्येक कृतीची, हालचालीची तुम्हाला जाणीव व्हायला लागते. याचं कारण काय? तर तुम्हाला आपलं बोलणं, चालणं, वागणं, दिसणं याबद्दल इतरांना काय वाटेल याचं प्रचंड दडपण आलेलं असतं. म्हणजे जणू तुम्ही आणि तुम्हाला जे काही करायचं असतं, वागायचं असतं, बोलायचं असतं ते, यांच्यामध्ये एक भिंत उभी असते. त्यामुळेच जेव्हा अचानक कधी तुमच्यावर सर्वांपुढे चार शब्द बोलायची वेळ येते, तेव्हा त्या भिंतीवरचे 'तुला हे जमणार नाही' किंवा 'तुला यातलं काहीही कळणार नाही', हे शब्द अकराळ-विकराळ रूप धारण करून तुमच्यासमोर उभे राहतात आणि मग तुमचं सगळं अवसान गळून पडतं.

परंतु लक्षात ठेवा, जरी तुम्हाला ही भिंत भयानक वाटत असली आणि त्या विटाही भक्कम दिसत असल्या, तरीही या दोन्ही गोष्टी पूर्णपणे भ्रामक असतात. काळोखात तुम्हाला भेडसावणाऱ्या मोठमोठ्या

सावल्या दिवसाच्या प्रकाशात जशा अदृश्य होतात, तसंच या विटांचंदेखील असतं. ज्या क्षणी तुम्हाला या विटा कुणी रचल्या, त्या केव्हा आणि कशा अस्तित्वात आल्या याचं आकलन करून घेण्याची जाण येते, त्याच क्षणी त्या आपोआप नाहीशा होतात.

एकदा का तुम्ही आपल्यावर अमुक एक टीका का केली गेली आणि त्या टीकेची धास्ती आपल्या मनात कसकशी बसली हे समजून घेतलंत, की मग हळूहळू तुम्ही आपल्या बुजरेपणावर मात करू शकाल.

सद्हेतूने केलेली टीका

तुमचे आई-वडील, शिक्षक आणि कधी कधी तर तुमचे मित्रदेखील तुमचे दोष दाखविण्यासाठी तुमच्यावर टीका करतात. याचं कारण तुमचं भलं व्हावं असं त्यांना अगदी मनापासून वाटत असतं. 'बघ, तूच तुझं अक्षर बघ. याला अक्षर म्हणायचं की कोंबडीचे पाय? त्या सुरेशचं अक्षर बघ, किती सुंदर आहे! जरा काही तरी धडा घे त्याच्यापासून!' असं जर त्यांनी तुम्हाला कधी सुनावलेलं असेल, तरी त्यामागचा त्यांचा हेतू तुमच्या भल्याचाच असतो हे लक्षात घ्या. त्यानंतर जेव्हा जेव्हा तुम्ही लिहिण्यासाठी कागदावर पेन टेकवलं असेल, तेव्हा तेव्हा तुमच्याही कळत-नकळत त्या उद्गारांनी तुम्हाला अक्षर चांगलं काढण्याची नक्कीच आठवण करून दिलेली असेल, होय ना?

कधी कधी आईही म्हणते, 'काय हे शीला, किती वेंधळ्यासारखी चालतेस! ती विमल बघ कशी ऐटीत चालते!' आणि मग आईच्या या उद्गारांमुळे शीला आपल्या चालण्याबाबत एकदम जागरूक होते. स्वत:च्या बाबतीतल्या अशा सगळ्या गोष्टी जर तुम्ही आठवल्यात आणि त्या प्रत्येक गोष्टीमागचा इतरांचा हेतू नीट समजून घेतलात, तर तुमच्या मनातल्या ह्या अदृश्य भिंतीच्या सगळ्या भ्रामक विटा धडाधड कोसळून पडतील! तुम्ही स्वत:च्या मनाला फक्त एकच गोष्ट बजावून सांगायची, की तुमचे आई-वडील किंवा शिक्षक केवळ तुमच्यावरच्या प्रेमापोटी, काळजीपोटी किंवा तुम्ही कुणी तरी मोठं व्हावं, कर्तृत्व गाजवावं या इच्छेपोटीच तुमचे दोष दाखवत होते. एकदा का तुम्ही त्यांच्या बोचऱ्या टीकेची चांगली बाजू समजून घेतलीत, की मग तुमच्या मनावर पडलेली त्या टीकेची मगरमिठी आपोआप सैल पडेल.

मत्सरापोटी केल्या गेलेल्या टीका

या भ्रामक भिंतीतल्या अनेक विटा तुमचा मत्सर करणाऱ्या माणसांनीही रचलेल्या असतात. प्रत्येक माणसाला अशा मत्सरापोटी केल्या गेलेल्या टीकेला तोंड द्यावं लागतं. या बाबतीत रवींद्रनाथ टागोरांचं एक उदाहरण तुम्हाला सांगतो. टागोरांच्या कवितांना जेव्हा सर्वत्र खूप लोकप्रियता मिळाली, तेव्हा त्यांच्याच काही परिचित लोकांनी केवळ असूयेपोटी त्यांना हास्यास्पद ठरवण्याचा प्रयत्न केला. कलकत्ता विद्यापीठाच्या मॅट्रिकच्या परीक्षेसाठी काढलेल्या बंगाली भाषेच्या प्रश्नपत्रिकेत त्यांनी टागोरांच्या साहित्यातला एक उतारा दिला आणि विद्यार्थ्यांना त्याचं शुद्ध बंगालीत पुनर्लेखन करायला सांगितलं. मला वाटतं तुम्हीही जर लोकांना आपल्याविषयी मत्सर का वाटतो यामागचं कारण नीट समजून घेतलंत, तर तुम्हालादेखील त्यांचा राग येण्याऐवजी उलट त्यांची कीवच येईल.

मत्सर का वाटतो?

कुणाही व्यक्तीला कुणाही विषयी विनाकारण मत्सर वाटू शकत नाही. एखाद्या व्यक्तीविषयी मनात मत्सराची भावना निर्माण व्हायलासुद्धा मत्सराला कारणीभूत असणाऱ्या चार गोष्टी मनात आधी जागृत व्हाव्या लागतात. त्या चारही गोष्टी जेव्हा तुमच्या मनात निर्माण होतात आणि खोलवर रुजतात, तेव्हाच मत्सराची ही ओंगळ भावना आपलं डोकं वर काढते. त्यामुळे ह्या चार गोष्टी म्हणजे मत्सराच्या चार पूर्वअटीच म्हणा ना!

टेबलाला ज्याप्रमाणे जमिनीवर स्थिर उभं राहाण्यासाठी चार पायांची गरज असते, त्याचप्रमाणे एखाद्याच्या मनात मत्सराची भावना निर्माण होऊन ती स्थिर होण्यासाठीसुद्धा ह्या चार कारणांच्या चार टेकूंची आवश्यकता असते. माणसाच्या मनात मत्सर निर्माण करणाऱ्या आणि तो खदखदत ठेवणाऱ्या ह्या चार गोष्टी आहेत तरी कोणत्या?

मत्सराला कारणीभूत असणारी अगदी पहिली गोष्ट म्हणजे स्वत:ची दुसऱ्या कुणाशी तरी तुलना करणं. या तुलनेतूनच त्या विशिष्ट व्यक्तीविषयी तुमच्या मनात मत्सर जागृत होतो. तेव्हा तुलना हा झाला मत्सराचा पहिला टेकू. मात्र ही तुलना करताना ती दुसरी व्यक्ती तुलना करण्यायोग्य असणं आवश्यक असतं.

बहुधा मुलं जवळपास आपल्याच वयाच्या आपल्या सख्ख्या-चुलत-मामे-आते वगैरे भावंडांशी, शेजारच्या मुलांशी किंवा वर्गातल्या मित्रांशी स्वत:ची तुलना करतात आणि त्यातून त्यांच्या मनात त्यांच्याविषयी मत्सर निर्माण होतो. आपल्यापेक्षा खूप लहान असलेल्या भावंडांबद्दल मात्र मुलांच्या मनात सहसा कधी मत्सराची भावना नसते. परंतु मला अशीही कैक उदाहरणं माहीत आहेत, जिथे मुलांच्या मनात आपल्यापेक्षा दहा-दहा वर्षांनी मोठ्या असलेल्या भावंडांबद्दलही असूया असते. माझ्या मते जिथे आई-वडीलच दोन भावंडांच्या हुशारीची सतत उघडउघड तुलना करत बसतात, तिथे असंच होतं. 'स्वत:प्रमाणेच आपल्या शेजाऱ्यांवरही प्रेम करा' अशी येशू ख्रिस्ताची शिकवण होती. परंतु आपण मात्र बहुधा आपल्या शेजाऱ्यांचा कायम मत्सरच करतो.

मत्सराला कारणीभूत असणारी दुसरी गोष्ट म्हणजे आपल्याकडे नसलेली एखादी गोष्ट दुसऱ्याकडे असणं. धरून चला, की तुमच्याच वयाच्या तुमच्या एखाद्या मित्राकडे 'एच. एम. टी. क्वार्ट्झ'चं घड्याळ आहे आणि तुमच्याकडे ते नाही. यातली 'त्याच्याकडे असलेलं 'ते' माझ्याकडे नाही' ही भावना हा झाला मत्सराचा दुसरा टेकू!

मात्र तुमच्याकडे 'ते' नाही, एवढंच कारण काही तुमच्या मनात त्या व्यक्तीविषयी मत्सर जागृत करायला पुरेसं नसतं. आता आधीचं घड्याळाचंच उदाहरण घेऊन बोलायचं, तर आपल्यालाही 'एच. एम. टी. क्वार्ट्झ'चं घड्याळ हवंच अशी तीव्र इच्छा तुमच्या मनात असायला हवी. कुणाकडे तरी असणारी एखादी गोष्ट आपल्यालाही मिळावी अशी तीव्र इच्छा जेव्हा तुमच्या मनात निर्माण होते, तेव्हाच तुम्हाला त्या व्यक्तीचा मत्सर वाटू शकतो. अमुक एक गोष्ट मला नाकारली गेली आहे, ती माझ्याजवळ असण्याचा माझा आनंद हिरावून घेतला गेला आहे, असं जेव्हा तुम्हाला अगदी प्रकर्षानं वाटतं, तेव्हा त्यातली 'त्याच्याकडे असलेली अमुक एक गोष्ट माझ्याकडे नाही', ही भावना हा मत्सराचा दुसरा टेकू असतो; तर 'माझ्याकडेही ती असावी' ही मनातली तगमग हा तिसरा टेकू असतो.

माझ्या बरोबरीच्या माझ्या चुलतभावासारखंच एच. एम. टी.चं घड्याळ मलाही खूप हवं आहे, केवळ एवढीच गोष्टही माझ्या मनात

त्याच्याविषयी मत्सर निर्माण व्हायला पुरेशी नाही; तर ते घड्याळ घ्यायला मी असमर्थ आहे, मी ते घेऊ शकत नाही असं तुम्हाला वाटायला हवं. तरच तुमच्या मनात मत्सर स्थिर होऊ शकतो. 'माझी कितीही इच्छा असली, तरी काय करणार? ते घड्याळ घेण्याची माझी ऐपतच नाही!' या विचारानं जर तुमच्या मनात दुबळेपणाची अगतिकतेची भावना निर्माण झाली, तरच हा मत्सर स्थिर होऊन मनात खदखदत राहतो. तेव्हा मनाची ही दुबळेपणाची दीनवाणी अवस्था हा झाला मत्सराचा चौथा टेकू. हा टेकू पार चांगलं खतपाणी घालून मत्सराला मनात खदखदत ठेवतो.

खरं तर एखाद्या व्यक्तीला जेव्हा तुमच्याबद्दल मत्सर वाटतो, तेव्हा एका अर्थी ती व्यक्ती तुमची अगदी कटू आणि अप्रिय मार्गानं का होईना, पण प्रशंसाच करत असते! जणू ती तुम्हाला सांगत असते, ''पाहा ना, तुमच्याजवळ असं काही तरी आहे, जे माझ्याजवळ मुळीच नाही! मलाही ते खूप हवंसं वाटतंय. परंतु काय करू? मला ते नाहीच मिळू शकणार! त्यामुळे मला फार अगतिक वाटतंय!''

तुमच्या मनात एखाद्या व्यक्तीबद्दल मत्सर खदखदत असेल आणि त्या जहरी भावनेपासून जर तुम्हाला स्वत:ची सुटका करून घ्यायची असेल, तर त्या भावनेला आधार देणाऱ्या ह्या चार टेकूंपैकी कोणताही एक टेकू उडवा! म्हणजे मत्सराच्या मगरमिठीतून आपली सुटका झालेली आहे, असं तुम्हाला आढळून येईल. यासाठी एक तर तुम्ही स्वत:ची त्या व्यक्तीशी तुलना करणं थांबवा किंवा आपणही झटून प्रयत्न केला, तर आज त्याच्यापाशी जे आहे, ते आपल्यालाही मिळवता येईल यावर श्रद्धा ठेवा. दुसऱ्या शब्दात सांगायचं, तर दुबळेपणाची, अगतिकतेची भावना झटकून टाका; तुमच्यातला सगळा मत्सर आपोआप गळून पडेल. अगदी स्वत:ची दुसऱ्यांशी तुलना करणं थांबवलंत, तरीसुद्धा मनातली मत्सराची भावना तुम्हाला काढून टाकता येईल. माझ्या सर्व छोट्या आणि तरुण मित्रांना मी नेहमी सांगत असतो, की तुम्हाला कोणत्याही परीक्षेत मिळालेल्या यशाची तुलना तुम्ही इतरांच्या यशाशी न करता मागल्या परीक्षेत तुम्हाला स्वत:लाच मिळालेल्या यशाशी करा. गौतम बुद्धाची तर अशी शिकवण आहे की, 'वासनेचा पूर्णपणे त्याग करा. म्हणजे तुम्ही आपल्या मनातील

भय आणि दु:ख (आणि मत्सरसुद्धा) यांच्यावर विजय मिळवू शकाल!'

खो-खो चा खेळ

दुसऱ्यांवर सतत टीका करणाऱ्या लोकांचा आणखी एक वर्ग समाजात असतो. माझ्या मते हे समाजातील अत्यंत दुर्दैवी जीव असतात. कारण हे स्वत:च आधी अनेकांच्या टीकेला नाहक बळी पडलेले असतात. त्यामुळे ते अतिशय असमाधानी आणि दु:खी असतात; त्या असमाधानातूनच ते दुसऱ्यांना वेठीला धरतात आणि त्यांचे दोष दाखवून, त्यांच्यावर टीका करून त्यात आपलं समाधान शोधतात. म्हणजे हे लोक एका प्रकारे खो-खो चा खेळच नाही का खेळत? कुणी तरी त्यांना 'खो' दिलेला असतो. मग तुम्हाला किंवा आणखी कुणाला तरी तो जबरदस्त 'खो' दिल्याशिवाय त्यांना स्वस्थताच लाभत नाही! असाच खेळतात ना खो-खो?

या असमाधानी लोकांना खरं तर तुमच्या सहानुभूतीची आणि मदतीची गरज असते. ज्या क्षणी तुम्हाला आपल्यावरच्या टीकेमागचं हे गौडबंगाल उलगडेल, त्याच क्षणी तुम्हाला तुमच्या समोरच्या भिंतीतल्या या असमाधानी लोकांनी रचलेल्या सगळ्या विटा निखळून पडत आहेत असं जाणवेल. तुम्हीही जर त्यांच्याचसारखा खो-खो चा खेळ खेळत बसलात, तर त्याचा सगळाच दोष काही मी तुमच्या माथी मारणार नाही; परंतु तुम्हाला खो मिळाल्यानंतरही जर तुम्ही संयमानं तो खेळ तिथेच थांबवलात, तर मात्र तुमचं कौतुक करावं तितकं थोडं असंच मी म्हणेन! कारण या 'विचित्र' खो-खोची एक साखळी थांबवून तुम्ही समाजावर फार मोठा उपकार केलेला असेल.

शारीरिक शिक्षणाचे शिक्षक इतके कठोर का होते?

मुंबईच्या एका शाळेमध्ये शारीरिक शिक्षणाचे एक शिक्षक होते. ते मुलांशी विनाकारण फार कठोरपणे वागायचे. अगदी क्षुल्लक चुकांसाठी ते मुलांना एका पायावर उभं करायचे किंवा शाळेच्या इमारतीला फेऱ्या मारायला लावायचे. मुलांना येता-जाता सतत टाकून बोलणं आणि पदोपदी त्यांचा अपमान करणं हा तर त्यांचा स्वभावच होता. अशा प्रकारे त्यांनी आपल्या विद्यार्थ्यांची आत्मप्रतिष्ठा पार चिरडून टाकली होती.

पुढे असं कळलं, की अगदी लहानपणापासून या शिक्षकांवर खूप अन्याय झालेला होता. त्यांचा एक भाऊ डॉक्टर होता, तर दुसरा भाऊ स्थापत्यशास्त्रज्ञ होता. स्वत: ह्या शिक्षकांनी शारीरिक शिक्षणातली पदविका मिळवलेली असली, तरीही त्यांच्या संपूर्ण कुटुंबात उच्च शिक्षण न मिळू शकलेले असे ते एकटेच होते. दुर्दैव असं, की लहानपणी त्यांचे वडील त्यांना सतत त्यांचे दोषच दाखवायचे. पुढे मोठेपणी त्यांची पत्नीही सतत त्यांच्या इतर भावांशी आणि त्यांच्या बायकांशी आपली तुलना करून त्यांना घालूनपाडून बोलायची. मुलंसुद्धा आपल्या चुलत भावंडांशी आपली तुलना करून त्यांना सारखी हिणवायची. आयुष्यात अशा प्रकारे अनेकांकडून 'खो' मिळत गेल्यामुळं बिचारे शिक्षक सतत अस्वस्थ असायचे आणि त्या अस्वस्थतेतून ते आपल्या विद्यार्थ्यांना 'खो' द्यायचे. परंतु त्या गृहस्थाचा चांगुलपणा असा, की ज्या वेळी त्यांना आपल्या वागण्याची जाणीव झाली, त्या वेळी ताबडतोब त्यांनी आपलं वागणं बदललं आणि विद्यार्थ्यांचा छळ करणं थांबवलं.

तुम्हीही जर का अशाच कुणा असमाधानी माणसांच्या कटू टीकेला बळी पडलेला असाल, तर तुम्हीसुद्धा त्या टीकेच्या जाचक परिणामातून असेच मुक्त होऊ शकता. मात्र एक गोष्ट लक्षात ठेवा, की जरी हे लोक तुमचे दोष दाखवत असले, तरी त्यांचा उद्देश तुमचं नुकसान करण्याचा किंवा तुम्हाला उपद्रव देण्याचा कधीच नसतो. स्वत:मधल्या अपूर्णतेच्या, कमतरतेच्या तीव्र जाणिवेमुळे आपोआपच त्यांच्याकडून तसं वर्तन होत असतं. अगदी खातरीच करून घ्यायची असेल, तर तुमच्या शाळेतल्या किंवा कॉलेजमधल्या एखाद्या 'दादा'चं उदाहरण घ्या. मुद्दाम त्याच्याशी थोडी ओळख वाढवून त्याच्याकडून त्याच्या घरची माहिती मिळवा. तुम्हाला असं आढळून येईल, की या मुलाच्या घरच्यांनी, विशेषत: त्याच्या वडिलांनी कोणत्याही गोष्टीबद्दल कधीही त्याचं कौतुक केलेलं नाही. त्यातूनच त्या मुलाच्या मनात अपुरेपणाची, न्यूनतेची भावना निर्माण झालेली आहे आणि त्याचा वचपा तो त्याच्याही नकळत इतरांवर दादागिरी करून, त्यांना दुखवून काढतो आहे. तुमच्याही मनात जर कुणाकुणाची कठोर बोलणी अशीच खोलवर रुतून बसलेली असतील आणि आता विटांच्या स्वरूपात तुम्हाला जागोजाग अडवत

असतील, तर मला वाटतं आता तुम्ही त्यांच्याकडे अधिक समंजसपणे पाहू शकाल. एक गोष्ट लक्षात ठेवा, की सावल्या सूर्यप्रकाशात कधीच भेसूर रूप धारण करू शकत नाहीत आणि काही झालं, तरी दिवसाच्या सावल्यांना आपण घाबरत नाहीच! होय ना?

टीकेला तोंड कसं द्यावं?

तुमच्यावर टीका करणाऱ्या माणसांशी वागण्याचा आणखी एक चांगला मार्ग म्हणजे त्यांना अजिबात विरोध करू नका आपण त्यांच्याशी अगदी पूर्ण सहमत आहोत असं दाखवा. म्हणजे मग त्यांना बोलायला काही उरणारच नाही आणि पुढे काय बोलावं तेच कळणार नाही.

भगवान बुद्धांची एक गोष्ट या संदर्भात मला सांगावीशी वाटते. एकदा एका माणसाने त्यांच्यावर अत्यंत वाईट शिव्याशापांचा भडिमार केला. ते ऐकून बुद्ध मंदपणे हसले आणि त्यांनी त्या माणसाला विचारलं, "समज, मला एखाद्याला एखादी वस्तू भेट म्हणून द्यायची आहे. पण त्यानं ती स्वीकारली नाही, तर त्या वस्तूचा धनी कोण?"

"अर्थातच, ती वस्तू प्रथम ज्याची होती, तोच!" तो माणूस उत्तरला.

"समज, तू मला दिलेली ही 'भेट' स्वीकारण्यात मला काहीच रस नसेल, तर?..."

परंतु भगवान बुद्धांनी आपलं वाक्य पूर्ण करण्यापूर्वीच तो माणूस काय समजायचं ते समजला आणि निमूटपणे चालता झाला.

भगवान बुद्धांच्या याच संकल्पनेचा थोडा विस्तार करून मी म्हणतो, की समजा तुम्ही कुणाकडे तरी गेलात आणि त्यानं तुमच्यापुढे अगदी ताटभर तळलेले पदार्थ आणून ठेवले. आता त्यानं दिले म्हणून लगेच काही तुमच्यावर ते सगळेच्या सगळे पदार्थ खाऊन संपवलेच पाहिजेत असं बंधन नसतं. इतकंच काय पण त्यातला एकही पदार्थ तुम्ही न खाल्ला, तरीही चालण्यासारखं असतं. आता तुम्ही जेव्हा अगदीच कुक्कुलं बाळ होता, तेव्हा तुमची आई तुम्हाला जे-जे भरवत होती, ते-ते तुम्ही मुकाट्यानं खात होतातच. पण आज या वयात तुम्ही 'मला वांगं आवडत नाही' किंवा 'मला अमुक एका पदार्थाचा वासही सहन होत नाही' असं तिला नक्की सांगू शकता.

तुमच्यावर कुणी सदूहेतूनं टीका करत असतील, तर कुणी मत्सरापोटी किंवा आंतरिक असमाधानापोटी सारखे तुमचे दोष दाखवत असतील. पण याचा अर्थ असा नव्हे की, तुम्ही त्या प्रत्येकाचं बोलणं विचारात घेतलंच पाहिजे आणि मनातल्या मनात त्याचा काथ्याकूट करत बसलं पाहिजे. कुणी बोललं, तर ते नम्रपणे ऐकून घ्या. पण त्यातलं काहीही उगीचच मनाला लावून घेऊ नका.

आता इथे मी तुम्हाला आत्मविश्वासाचं एक मोठं रहस्य सांगतो. आजची तुमची शरीरप्रकृती ही जशी लहानपणी तुमच्या आईनं तुम्हाला कोणता आहार दिला आणि पुढे तुम्ही कोणता आहार घेऊन शरीराचं पोषण केलंत, यावर फार मोठ्या प्रमाणात अवलंबून असते, तसाच तुमचा आत्मविश्वासही तुम्ही आजवर कोणते विचार पुरवून आपल्या मनाचे पोषण केलंत यावर अवलंबून असतो. तर मग उशीर कशाला? शुभस्य शीघ्रम! अगदी आत्ता ह्या क्षणी प्रतिज्ञा करा की, यापुढे आपल्या मनाचं फक्त चांगले विचार पुरवून पोषण करायचं. मग पाहा, बघता-बघता तुमचं मानसिक आरोग्य कसं एकदम ठणठणीत होतं ते!

एक गोष्ट मात्र मी स्पष्टपणे सांगतो, की जर तुम्ही आत्मविश्वास गमावून बसलेला असाल, तर तुमच्या या दशेला सर्वस्वी तुमचे तुम्हीच जबाबदार असता. अगदी भिंतीचीच प्रतिमा वापरून सांगायचं झालं, तर तुमच्या आत्मविश्वासाच्या आड येणाऱ्या या भिंतीची वीट न् वीट तुमच्यासमोरच रचली गेलेली असते आणि तुम्ही ती निमूटपणे रचू देता. कुणी तुमच्यावर टीका करतं, कुणी तुमच्या कुवतीविषयी शंका घेतं, तेव्हा लगेच तुम्ही स्वत:ला उणं समजू लागता.

परंतु ही भिंत जेव्हा तुम्हाला अडवते आणि विटा सांगतात, 'छे, छे! हे तुला जमणार नाही!', तेव्हा त्यांना उलट ठणकावून सांगा, 'का नाही जमणार? नक्की जमेल!' त्या भिंतीला आणि विटांना नेस्तनाबूत करण्याचा हाच सर्वांत योग्य मार्ग आहे.

समजा, तुमची गायक होण्याची इच्छा आहे. परंतु त्यासाठी केवळ तुम्ही लोकांच्या टीकेला घाबरत नाही एवढीच गोष्ट पुरेशी नाही, तर मुळात तुम्हाला चांगलं गाता यायला पाहिजे आणि इथेच तुम्हाला कोणत्याही गोष्टीचं शिक्षण घेण्याचं महत्त्व काय असतं ते कळेल. तुम्ही कोणतंही उद्दिष्ट डोळ्यासमोर ठेवलंत, तरी ते साध्य करण्यासाठी त्या

गोष्टीचं सांगोपांग शिक्षण घेणं, त्याचा अभ्यास करणं हे अत्यंत आवश्यक असतं. गाण्याचंसुद्धा जेव्हा तुम्ही व्यवस्थित शिक्षण घ्याल, भरपूर रियाज कराल; तेव्हाच तुम्हाला उत्तम गाता येईल.

धरून चला, तुम्हाला सायकल चालवायला शिकायचंय. आता यासाठी त्या विषयावरची पुस्तकं वाचून किंवा सायकल चालवणाऱ्या कुणाचं तरी निरीक्षण करून काय होणार आहे? उगीच किरकोळ काही तरी मदत होईल इतकंच! पण जोवर तुम्ही स्वत: सायकलवर स्वार होत नाही आणि चालवण्याचा प्रयत्न करत नाही, तोवर तुम्हाला सायकल चालवण्याचा आत्मविश्वास येणारच नाही. सुरुवातीला तुम्ही पडाल, धडपडाल, तुम्हाला लागेल, खरचटेल पण सायकल चालवायला शिकायचं तर हे सगळं आलंच! यातून गेलात, तरच पुढे रहदारीच्या मोठ्या रस्त्यावरून इतर वाहनांच्या धावत्या रांगेत सायकल चालवण्याचा रोमांचकारी अनुभव तुम्ही घेऊ शकाल! कोणत्याही गोष्टीच्या प्रत्यक्ष अनुभवानेच आत्मविश्वास येत असतो. निदान सायकल चालवण्याच्या बाबतीत तरी हे शंभर टक्के खरं आहे!

'आयुष्याच्या लढाईत नेहमीच नाही होत सरशी
अधिक शक्तिशाली, अधिक गतिमान पुरुषाची
एक ना एक दिवस त्याचाही उगवेल,
ज्याच्या हृदयात ठाम विश्वास: मी नक्की होईन यशस्वी!'

तुम्ही चालायला कसं शिकला ते आठवतंय?

बाळपणी तुम्ही रांगत होतात. मग तुम्हाला चालायचं होतं. तुम्ही चालायचा प्रयत्न करत होतात. परंतु अडखळून, तोल जाऊन धपकन पडत होतात पण तरीही तुम्ही प्रत्येक वेळी सावरून उभे राहात होतात आणि पुन्हा पावलं टाकण्याचा प्रयत्न करत होतात, कारण समोर हात पुढे करून बसली होती तुमची आई! तिचं हास्य आणि आनंदानं तुम्हाला मिठीत घेऊन घेतलेला पापा या रूपानं तुम्हाला तुमच्या प्रयत्नांचं चालण्याचं बक्षीस मिळणार होतं.

ज्या गोष्टीची तुम्हाला भीती वाटते, तीच गोष्ट आवर्जून करा. पुन:पुन्हा करा. म्हणजे मग तुमची भीतीच संपुष्टात येईल. हे करताना

आपल्या हातून चुका होतील की काय, याची नाहक काळजी डोक्यात घेऊन बसू नका. चुका कुणाच्या हातून होत नाहीत? प्रत्येकाच्या हातून चुका या होतातच. जो काहीच करत नसतो, तोच फक्त चुका करत नसतो. तेव्हा चुकांची नाहक धास्ती बाळगू नका. फक्त त्याच त्याच चुका पुन:पुन्हा करू नका म्हणजे झालं!

मुलं सामान्यपणे चार मार्गांनी शिकतात-

१. वाचन करून
२. इतरांचं ऐकून
३. त्यांना जी माणसं शहाणी आणि चांगली वाटतात, त्यांचं अनुकरण करून
४. त्यांना जी माणसं आदर्श वाटतात, त्यांचं निरीक्षण करून

या चारही मार्गांनी एखादा मुलगा खूप काही शिकू शकतो हे खरं आहे. परंतु जी मुलं नवनवीन गोष्टींचा शोध घेण्याचं आव्हान स्वीकारतात, त्यासाठी हिमतीनं प्रयोगांमागून प्रयोग करतात, त्यांनाच फक्त जबरदस्त आत्मविश्वास लाभू शकतो. शोध घेणं आणि प्रयोग करणं ही तर सफलतेची, यशाची अमोघ साधनं आहेत. परंतु बहुतेक पालक सद्हेतूनंच, पण अति काळजीपोटी आपल्या मुलांना ह्या मोलाच्या गोष्टींपासून चार हात दूर ठेवतात आणि त्यामुळे मुलं त्या गोष्टींना वंचित होतात.

समजा तुम्ही भाषण करायला उभे राहिलात आणि तुम्हाला अडवणारी ती भिंत तुमच्यासमोर ठाकली; जिच्या विटेविटेवर लिहिलंय, 'छे, छे! हे तुला अजिबात जमणार नाही!' अशा वेळी तुम्ही काय करणार? याला कसं तोंड देणार? याला उत्तर एकच, ते म्हणजे हिम्‍ तीनं, धाडसानं ती गोष्ट करणं! म्हणजे उदाहरणार्थ, जर तुम्हाला एखाद्या सार्वजनिक सभेत जाहीरपणे बोलण्याची भीती वाटत असेल, तर तुम्ही धीटपणे व्यासपीठावर उभं राहायचं आणि सरळ बोलायचं. तुमच्या सगळ्या भीतीवर मात करण्याचा हाच एकमेव उपाय आहे.

आता यासाठी तुम्ही अगदी योजनाबद्ध पूर्वतयारीही करू शकता. भाषण करण्याचंच उदाहरण घ्यायचं, तर अगदी पहिल्या वेळी थोड्या लोकांसमोरच बोला. पुढल्या वेळी जेव्हा तुम्ही बोलायला उभे राहाल, तेव्हा पहिल्या वेळचा हा अनुभव एखाद्या सैनिकासारखा तुमच्या

पाठिशी उभा राहून तुम्हाला धीर देईल आणि तुमचं संरक्षण करेल. असे दहा-बारा वेळा बोललात, तर तुमच्याकडे ह्या सैनिकांची एक पलटणच जमेल! मग कसली भीती? प्रत्येक वेळी तुमच्या मागे उभी राहून ही पलटण तुमचं संरक्षण करेल आणि तुम्हाला आत्मविश्वास देईल. तेव्हा एक लक्षात ठेवा, केवळ वाचन, श्रवण आणि निरीक्षण करून तुम्हाला वक्तृत्वकला आत्मसात करता येणार नाही.

आणखी एक लक्षात घ्या. तुमचं ज्ञान जर फक्त वाचन, श्रवण, अनुकरण आणि निरीक्षण एवढ्यापुरतंच मर्यादित असेल, तर 'हे तुला जमणार नाही' असं सांगून तुमच्या आत्मविश्वासाचा मार्ग अडवून धरणाऱ्या विटांना तुम्ही आपल्या मार्गातून कधीच दूर सारू शकणार नाही. प्रत्यक्ष प्रयोग करण्याचं आणि शोध घेण्याचं धाडस केलंत, तरच ही गोष्ट तुम्हाला शक्य होईल.

मात्र कधी कधी 'हे तुला मुळीच जमणार नाही' किंवा 'ही गोष्ट कशी करावी हेच तुला माहीत नाही' असले शेरे खूप विधायक भूमिका बजावून जातात. हे प्रकरण संपविण्यापूर्वी हीही गोष्ट तुम्हाला सांगून टाकतो.

टीका प्रेरकही असू शकते

तुमचे दोष दाखविणाऱ्या सततच्या टीकांमुळे तुमच्या मनात न्यूनतेची भावना निर्माण होते आणि तुम्हाला आत्मविश्वास लाभू शकत नाही, हे अगदी खरं आहे. परंतु कधी कधी मात्र अगदी मर्मावर आघात करणारी अपमानास्पद टीकाच एखाद्या व्यक्तीच्या उन्नतीला कारणीभूत ठरू शकते. अशा प्रकारे टीकेमुळेच प्रेरणा मिळून जीवनात महान यश संपादन केलेल्या शेकडो व्यक्तींची उदाहरणं सांगता येतील.

प्राचीन ग्रीसमधला डेमॉस्थेनिस हे त्याचं एक मोठं उदाहरण आहे. डेमॉस्थेनिस अवघा सात वर्षांचा असताना त्याचे वडील वारले. त्या काळी अथेन्समध्ये किंवा ग्रीसमधल्या इतर राज्यांमध्येसुद्धा मुलांनी व्यायामशाळेत जाणं, ही अगदी रूढ गोष्ट होती. डेमॉस्थेनिससुद्धा वयाच्या अकराव्या वर्षी एका व्यायामशाळेत दाखल होण्यासाठी गेला. परंतु कठोर शारीरिक मेहनत झेपण्याच्या दृष्टीनं हा मुलगा अशक्त वाटल्यामुळे त्याला प्रवेश नाकारण्यात आला. बिचारा डेमॉस्थेनिस! अगदी घोर निराशा झाली त्याची. त्यात आणखी दुर्दैवाची गोष्ट म्हणजे

पुढे जाणता झाल्यावर त्याला कळलं, की आपलं लालनपालन करणाऱ्या माणसांनीच आपल्याला फसवलंय आणि वारसा हक्कानं मिळालेली आपली सगळी संपत्ती, मालमत्ता हडप केलीय!

या सगळ्याचा त्याच्या मनावर इतका वाईट परिणाम झाला, की तो तोतरं बोलू लागला. लोक त्याची चेष्टा करायचे. परंतु लोकांच्या टिंगलटवाळीनं तो निराश झाला नाही. उलट त्याच्या मनात आपण उत्तम वक्तृत्वकला आत्मसात करावी आणि उत्कृष्ट वक्ता म्हणून जगात नाव मिळवावं, अशी जबरदस्त ईर्ष्या निर्माण झाली. जगातल्या कुणाहीपेक्षा त्याला अधिक चांगलं बोलायचं होतं.

या महत्त्वाकांक्षेनं पछाडलेला डेमॉस्थेनिस आपलं तोतरेपण नष्ट करण्यासाठी निर्जन समुद्रकिनाऱ्यावर किंवा उंच उंच पर्वतांवर जायचा आणि तिथे तोंडात खडे ठेवून स्पष्ट बोलण्याचा तासन् तास सराव करायचा. पुढे त्याने जमिनीच्या खाली स्वत:साठी एक अभ्यासिका बांधून घेतली. तिथे तो तोंडासमोर आरसा धरून आपलं बोलणं सुधारण्यासाठी वेगवेगळे प्रयोग करायचा. सराव सोडून बाहेर जाण्याचा मोहच होऊ नये, म्हणून त्याने आपल्या डोक्याचे अर्ध्या बाजूचे केसच कापून टाकले होते! अशा प्रकारे आपलं इप्सित साध्य करण्यासाठी त्यानं रात्रंदिवस अक्षरश: रक्त आटवलं आणि अखेर त्याच्या प्रयत्नांना अपेक्षित फळही आलं! लवकरच त्याला त्या काळातला एक सर्वश्रेष्ठ ग्रीक वक्ता म्हणून मान्यता मिळाली. त्यानंच आपल्या अमोघ वक्तृत्वशैलीनं अथेन्सला आधी मॅसेडोनियाच्या फिलिपविरुद्ध आणि नंतर अलेक्झांडर द ग्रेट विरुद्ध उठवलं होतं. वयाच्या तिसाव्या वर्षापासून ते तहत साठाव्या वर्षापर्यंत तो अथेन्सचा अनभिषिक्त राजा होता.

दुसरं उदाहरण शेर शाह सुरीचं. याचं बालपणीचं नाव फरिद. याचे वडील बिहारमधले एक छोटे सरदार होते. त्याच्या सावत्र आईनं लहानपणी त्याला अत्यंत अपमानास्पद रितीने वागवलं आणि त्याच्यावर खूप अन्याय केला. यातूनच लहानग्या फरिदच्या मनात मोठेपणी आपण शक्तिशाली राजा व्हावं आणि खूप पराक्रम गाजवावा, अशी आकांक्षा निर्माण झाली आणि ती त्याने तंतोतंत प्रत्यक्षात उतरवली.

महाकवी कालिदास हा तर एका धनगराचा मुलगा! असं म्हणतात की, सुरुवातीला तो अक्षरश: निरक्षर होता. एकदा त्याच्या पत्नीनं

त्याच्या अशिक्षितपणाची चेष्टा केली. ती त्याच्या इतकी जिव्हारी झोंबली, की त्या तिरीमिरीत तो ज्ञान मिळविण्यासाठी घराबाहेर पडला. पुढे हाच कालिदास 'महाकवी कालिदास' या श्रेष्ठ पदवीला पोहोचला. त्याची कीर्ती आजही जगात सर्वत्र पसरलेली आहे. 'अभिज्ञान शाकुन्तलम्' आणि 'मेघदूतम्' या त्याच्या साहित्यकृती आजही जगभरच्या रसिकांना मोहित करतात.

पेहेलवान राम मूर्ती हे एक ख्यातनाम मल्ल. बालपणी ते प्रकृतीने इतके अशक्त आणि हडकुळे होते, की सगळे जण त्यांची थट्टा करायचे. पण त्यामुळेच त्यांच्या मनात आपण शरीर कमवून शक्तिमान आणि कणखर व्हावं अशी जबरदस्त इच्छा निर्माण झाली. त्यांची टिंगल करणाऱ्या लोकांपेक्षा त्यांना बलवान व्हायचं होतं. त्यासाठी त्यांनी प्रचंड मेहनत केली. असं म्हणतात, की राम मूर्ती आपल्या छातीवर हत्तीचं ओझं लीलया पेलायचे!

कवी भूषण हा तर सुरुवातीच्या काळात स्वत:च्या पोटापाण्यापुरतंही धड कमवत नव्हता. त्याची भावजय त्याला त्यावरून सारखं घालूनपाडून बोलायची. एकदा जेवताना भूषण अगदी सहज तिनं केलेल्या पदार्थात मीठ कमी पडलंय असं म्हणाला. तेव्हा ती फणकाऱ्यानं म्हणाली, "लाला, मिठाबाबत तकरार करण्याचा तुम्हाला हक्कच काय? तुम्ही स्वत: तर कवडीही मिळवत नाही!" भावजयीचे ते शब्द भूषणच्या वर्मी बसले. त्यानं निश्चय केला, की आपण मोठा कवी व्हायचं आणि आपल्या काव्यानं खूप धनदौलत आणि वैभव मिळवायचं! आणि खरोखर काही काळातच तो 'कवी भूषण' म्हणून सर्वत्र ओळखला जाऊ लागला. सुरुवातीला छत्रसालाच्या आणि नंतर शिवाजीच्या दरबारात एक श्रेष्ठ कवी म्हणून त्याला मान्यता मिळाली.

बिचाऱ्या थॉमस अल्वा एडिसनला तर लहान वयातच शाळा सोडावी लागली होती. त्याच्या शिक्षकांच्या मते तो एक निर्बुद्ध आणि मठ्ठ मुलगा होता. एडिसनची मात्र फार इच्छा होती, की जगानं आपल्याला एक बुद्धिमान व्यक्ती म्हणून ओळखावं. आणि आता तर तुम्हाला माहीतच आहे, की या शतकाच्या पूर्वार्धातल्या महान संशोधकांमध्ये एडिसनची गणना होते. शुभ्र प्रकाश देणारा विजेचा दिवा, ग्रामोफोन, बोलपट इ. अनेक शोधांची देणगी यानंच जगाला दिलेली आहे!

विन्स्टन चर्चिल यांच्यात जन्मत:च एक शारीरिक व्यंग होतं. ते म्हणजे त्यांच्या टाळूला छिद्र होतं. त्यामुळे लहानपणी ते इतकं तोतरं बोलायचे, की केवळ बाहेरचेच नव्हे, तर खुद्द त्यांच्या कुटुंबातले लोकही त्यांना खुळचटच समजायचे. परंतु हाच मुलगा पुढे ग्रेट ब्रिटनचा थोर पंतप्रधान म्हणून जगात मान्यता पावला. खूप प्रयत्नपूर्वक बोलण्याचा सराव करून त्यांनी केवळ आपल्या वाणीतला दोषच काढून टाकला असं नव्हे, तर ब्रिटनमधला एक श्रेष्ठ वक्ता म्हणून जगात लौकिक संपादन केला.

ही जी सगळी उदाहरणं मी तुम्हाला सांगितली, त्या सर्व लोकांनी इतका प्रचंड आत्मविश्वास कसा मिळवला असेल? 'तुला हे जमणार नाही' किंवा 'ही गोष्ट कशी करावी हेच तुला माहीत नाही' असली वाक्यं लिहिलेल्या विटांची अदृष्य भिंत त्यांच्याही आत्मविश्वासाचा मार्ग रोखून त्यांच्यासमोर उभी होतीच! तर मग या विटा आपल्यासमोर कोणी रचल्या हे जाणून घेण्याचा आणि त्याचं विश्लेषण करण्याचा प्रयत्न करून तर ह्या लोकांनी इतका जबरदस्त आत्मविश्वास संपादन केला नसेल ना?

तसं नसावं. एखादी बाब नीट समजून घेणं आणि तिचं सर्व अंगांनी विश्लेषण करण्याचा प्रयत्न करणं, ही गोष्ट जरी नि:संशयपणे चांगली असली, तरी ती वाटते तितकी सोपी नाही आणि खेरीज भरपूर वेळ खाणारीही आहे. शिवाय त्यात एक मोठा धोकाही संभवतो. आत्मविश्लेषण हे अतिशय दु:खदायकही असू शकतं. हिंदू पुराणातली अमृतमंथनाची कथा माहीत आहे ना? देवांनी आणि दानवांनी अमृत मिळवण्यासाठी क्षीरसागर घुसळला, तेव्हा प्रथम त्यांना हलाहल म्हणजे भयंकर विष मिळालं. शंकरानं ते पिऊन पचवल्यावरच पुढे त्यांच्या पदरी अमृतकुंभ पडला!

सांगण्याचा मथितार्थ असा, की आत्मविश्लेषणातूनसुद्धा फक्त अमृतच निघेल असं नाही. त्याआधी कदाचित हलाहलसुद्धा पचवावं लागेल. त्यामुळे दिवसाकाठी एका तासापेक्षा जास्त वेळ आत्मविश्लेषणात गुंतून पडू नका. ते अणुशक्तीसारखंच अत्यंत जहाल असतं. योग्य प्रकारे हाताळलं गेलं नाही, तर ते तुमच्या घाताला कारणीभूत होऊ शकतं.

दुसरं, म्हणजे सकाळी जाग आल्याबरोबर किंवा रातरी अंथरुणावर पडल्यापडल्या कधीही आत्मविश्लेषण करू नका. तसंच स्वत:वरच्या

जबाबदाऱ्यांचा आणि स्वत:च्या उणिवांचादेखील विचार या वेळी मनात आणू नका. ह्या दोन्ही वेळी तुमचं मन अतिशय शांत असतं. अशा वेळी आपल्या ध्येयाबद्दलचे विचार मनात घोळवा; पुढे जे कोणी होण्याची तुमची इच्छा आहे, ती प्रतिमा मनश्चक्षूपुढे आणा. दिवसा कधी तरी केलेल्या आत्मविश्लेषणाचे जर काही विपरीत परिणाम झालेले असतील, तर याने ते लोप पावतील.

एखाद्या अनुभवी सल्लागाराची थोडीशी मदत घेतल्याखेरीज सर्वांनाच काही नेटकं आणि चांगल्या प्रकारे आत्मविश्लेषण करणं जमेलच असं नाही. परंतु आत्मविश्वास संपादन करण्याचा हा एकमेव मार्ग थोडाच आहे? मी तुम्हाला अगदी खातरीपूर्वक सांगतो, की आत्मविश्वासाचा जादूचा दिवा प्राप्त करून घेण्याचे इतरही अनेक मार्ग उपलब्ध आहेत. ∎

४

ध्येय : व्यक्तिमत्त्व घडविणारी शक्ती

तुमचे दोष दाखविणारे शेरे मारून-मारून तुमचा आत्मविश्वास कोणी केव्हा आणि का हिरावून घेतला याचा शोध घ्यायला आणि त्याचं विश्लेषण करत बसायला खरोखरच खूपदा तुम्हाला सवड नसते आणि तितकी चिकाटीही नसते. म्हणून तुमच्या आत्मविश्वासाचे आणि प्रगतीचे मार्ग रोखून धरणाऱ्या तुमच्या मनातल्या त्या अदृश्य भिंतीला जमीनदोस्त करण्याचा आणखी एक मार्ग मी सुचवतो.

त्यासाठी तुम्हाला फक्त तीन गोष्टींची आवश्यकता असते –

१. ध्येय
२. स्वयंशिक्षण
३. इतरांकडून मिळणारं प्रोत्साहन आणि मान्यता

स्वयंशिक्षणातून स्वत:ला घडवणं ही गोष्ट किती महत्त्वाची असते, याची चर्चा आपण अगोदरच केलेली आहे. तसंच आपल्या जवळच्या आणि आपल्याला प्रिय असणाऱ्या व्यक्तींकडून पसंतीचा शब्द वा मान्यता मिळणं किंवा प्रोत्साहन लाभणं याचा आपल्या व्यक्तिमत्त्वाच्या जडणघडणीत किती मोलाचा वाटा असतो, हेही आपण पाहिलं. उदाहरणार्थ, बालपणी तुमच्या आईनं तुमच्या बोबड्या बोलांचं कौतुक केलं, तुम्हाला पावलं टाकायला प्रोत्साहन दिलं, म्हणूनच तुम्हाला बोलण्या-चालण्याचा आत्मविश्वास लाभला, होय ना?

वाल्मीकी रामायणातली हनुमानाची गोष्ट या संदर्भात आठवते.

वानरांची सेना लंकेवर स्वारी करण्यासाठी निघते. परंतु समुद्रकिनाऱ्यावर पोहोचल्यावर त्यांच्यासमोर यक्षप्रश्न उभा राहातो, की शंभर योजनांचा हा समुद्र ओलांडायचा कसा? वानरसेनेतले सर्व सेनापती हनुमानापाशी येतात आणि त्याला म्हणतात, 'हनुमाना, फक्त तूच एकटा हे काम करू शकशील. तुझ्यासारख्या शक्तिशाली व्यक्तीला शंभर योजनं पार करणं ही काय कठीण गोष्ट आहे? अरे, आकाशातल्या सूर्याला फळ समजून ते पकडण्यासाठी तूच ना जन्मल्याबरोबर आकाशात झेप घेतली होतीस? मग त्या मानानं हे अंतर तर किती क्षुल्लक आहे! तू मनात आणायचाच अवकाश, की एका झेपेत समुद्र उल्लंघून लंकेत पोहोचशील.' आणि मग खरोखरच एक प्रचंड झेप घेऊन हनुमान लंकेत जातो.

आता ही गोष्ट पुराणातली आहे हे खरं आहे. पण तरीही मी तुम्हाला हे उदाहरण दिलं. कारण योग्य संगत लाभली किंवा सोबतच्या माणसांनी जर एखाद्याच्या कुवतीबद्दल गाढ विश्वास व्यक्त केला आणि त्याला प्रोत्साहन दिलं, तर त्याच्यात किती प्रचंड आत्मविश्वास निर्माण होतो, हे मला तुम्हाला दाखवून द्यायचं आहे. (याची सविस्तर चर्चा 'योग्य संगतीचे महत्त्व' या प्रकरणात अधिक तपशिलानं केलेली आहे.)

परंतु स्वयंशिक्षण आणि इतरांकडून मिळणारी मान्यता ह्या दोन्ही गोष्टींइतकीच, किंबहुना त्यांच्यापेक्षाही किती तरी पटीने अधिक महत्त्वाची अशी आणखी एक गोष्ट आहे आणि ती म्हणजे दृढ व प्रभावी असं ध्येय!

ज्या माणसासमोर प्रभावी ध्येय असतं, ज्याच्या जगण्याला काही उद्देश असतो, तो माणूस इतर सामान्य माणसांपेक्षा नेहमीच वेगळा असतो. हे नेमकं कसं असतं हे समजून घेण्यासाठी मी सांगतो तो एक प्रयोग करा.

एका लाकडी टेबलावर लोखंडाचा कीस पसरा आणि त्याच्या मध्यभागी एक लोहचुंबक ठेवा. आता हळुवारपणे टेबलावर टिचक्या मारा. काही क्षणांतच चुंबकाच्या जवळचे लोहकण चुंबकाला चिकटलेले दिसतील. थोड्या जास्त अंतरावर असलेल्या लोहकणांवरही चुंबकाचा प्रभाव पडून चुंबकीय क्षेत्रातील विकर्ष रेषांच्या दिशेने लोखंडाच्या

किसाची रचना झाल्याचे आढळून येईल. किसाच्या ऐवजी लोखंडी खिळे किंवा लोखंडाचे मोठमोठे तुकडे जरी चुंबकाजवळ नेलेत, तरी तेदेखील चटकन आकर्षले जातील आणि चुंबकाला चिकटतील.

आता लोहचुंबकही लोखंडाचा आणि त्याला चिकटणारा किसही लोखंडाचाच! तर मग लोहचुंबकातच अशी कोणती बरं शक्ती दडलेली आहे, की ज्यामुळे तो साध्या लोखंडापेक्षा वेगळा ठरतो आणि कोणत्याही लोखंडाला आपल्याकडे आकर्षून घेतो?

पदार्थविज्ञानाचा कोणताही विद्यार्थी याचं कारण चटकन सांगेल की, सामान्य लोखंडाच्या तुकड्यात लोखंडाच्या रेणूंची विशिष्ट अशी रचना नसते. ते सर्व रेणू सर्व दिशांत कसेही विखुरलेले असतात. परंतु लोहचुंबकात मात्र सर्व रेणूंची रचना दक्षिण-उत्तर अशी विशिष्ट पद्धतीनेच झालेली असते आणि या अंतर्गत रचनेमुळेच साध्या लोखंडाला लोहचुंबकीय शक्ती प्राप्त होते.

एखादा साधा लोखंडाचा तुकडा शक्तिशाली लोहचुंबकाच्या शेजारी ठेवला किंवा विद्युतमंडळातील तारांना जोडून त्यातून विद्युतप्रवाह सोडला, तर त्याचंही रूपांतर लोहचुंबकात होतं आणि त्याच्यामध्येही शेकडो लोखंडी वस्तूंना आकर्षित करून घेण्याची प्रभावी अशी चुंबकीय शक्ती येते.

ध्येयामुळेही माणसाला अशीच शक्ती प्राप्त होते. एखादा सामान्य माणूसही जेव्हा एखादं प्रभावी ध्येय आपल्यासमोर ठेवतो, तेव्हा त्या ध्येयाच्या विलक्षण प्रभावानं काही काळातच त्याच्यात अगदी आतून आमूलाग्र बदल होतो. त्याचं अवघं व्यक्तिमत्त्व त्या ध्येयानं भारलं जातं. अशी व्यक्ती केवळ कठीणच नव्हे, तर कधी कधी असाध्य वाटणाऱ्या गोष्टीसुद्धा सहज साध्य करून दाखवते.

ज्या व्यक्तीसमोर एखादं दृढ ध्येय असतं, त्यासाठी स्वयंशिक्षणानं स्वतःला घडविण्याची हिंमत असते आणि जिला यथायोग्य प्रोत्साहन देणारी संगत-सोबतही लाभलेली असते, त्या व्यक्तीमध्ये प्रचंड आत्मविश्वास निर्माण झालेला असतो; हा आत्मविश्वास इतका दृढ असतो, की त्याला कुणीही धक्का लावू शकत नाही.

कोणतीही व्यक्ती जेव्हा विशिष्ट ध्येयानं प्रेरित होते आणि ती आपल्या ध्येयपूर्तीचा मनात ध्यास घेते, तेव्हा ती बाह्यतः पूर्वीसारखीच

दिसत असली, तरी आतून तिच्यात फार मोठं स्थित्यंतर घडलेलं असतं. तिच्या सर्व वृत्ती पालटलेल्या असतात. तिचं चित्त त्या ध्येयापासून कशानंही विचलित होत नाही. निरर्थक गोष्टींमागे धावण्यात ती कधीही आपली शक्ती वाया घालवत नाही. इतकंच काय, पण ही व्यक्ती चालते, तेव्हा तिची पावलंही अतिशय ठाम आणि नेमकी पडतात.

इतिहासातल्या अनेक प्रसिद्ध व्यक्ती या खरोखरच मोठ्या भाग्यवान म्हटल्या पाहिजेत. कारण आयुष्याच्या सुरुवातीच्या काळातच त्यांच्या हृदयात ध्येयाची ज्योत पेटवणारी माणसं त्यांना लाभली. यातलं शिवाजी महाराजांचं उदाहरण तर सर्वश्रुतच आहे. त्यांच्या आईनं- जिजाबाईनं त्यांना बालपणीच रामायण-महाभारतातल्या पराक्रमी पुरुषांच्या गोष्टी सांगून, त्यांच्या मनात हिंदवी स्वराज्याच्या स्थापनेची महत्त्वाकांक्षा जागृत केली आणि त्यामुळेच एका साध्या जहागिरदाराच्या पोटी जन्मलेले शिवाजी महाराज त्या काळातील एक लोकोत्तर राज्यकर्ते ठरले.

अब्राहम लिंकन यांची आई त्यांच्या लहानपणीच मृत्यू पावली. मृत्यूशय्येवर अखेरच्या घटका मोजत असताना तिनं त्यांना जवळ बोलावून सांगितलं, 'ॲब, आयुष्यात कुणी तरी मोठा माणूस हो!' आणि उशिरा का होईना, पण तिचा ॲब जगातला एक महान पुरुष ठरला! लिंकनना हे यश आयुष्यात खूप उशिराच मिळालं, याचं कारण, त्यांना आयुष्यभर गुंतवून ठेवू शकेल आणि ज्याच्यासाठी सारं आयुष्य पणाला लावावंसं वाटेल, असं ध्येयच त्यांना फार उशिरा सापडलं. एकदा त्यांच्या एका सहकाऱ्याने त्यांना 'यश मिळायला इतका विलंब का लागला?' असा प्रश्न विचारला, तेव्हा अब्राहम लिंकन म्हणाले, 'माझ्या वडिलांनी मला फक्त काम करायला शिकवलं. आपल्या कामात रस घेणं, त्यात जीव ओतणं ही गोष्टच त्यांनी मला कधी शिकवली नाही. माझी मलाच पुढे ती योगायोगाने कळली.'

खरं आहे! अगदी मनापासून रस वाटेल असं ध्येय जोवर तुम्हाला सापडत नाही, तोवर सहसा तुम्हाला आत्मविश्वास लाभत नाही.

जग जिंकण्याची महत्त्वाकांक्षा बाळगणाऱ्या अलेक्झांडरचं नाव तुम्ही ऐकलं असेल. यानं अगदी लहानपणीच ज्याला कुणीही माणसाळवू

शकत नव्हतं अशा एका उद्दाम घोड्याला वठणीवर आणून त्याच्यावर ताबा मिळवला होता. त्याची ही कुवत पाहून त्याचे वडील त्याला म्हणाले, "बेटा, तुझ्या योग्यतेला शोभेशा एखाद्या मोठ्या राज्याचा शोध घे. मॅसेडोनियासारख्या छोट्याशा राज्यात (अलेक्झांडर याच राज्याचा राजपुत्र होता) तुझ्या पराक्रमाला फारसा वाव नाही." अलेक्झांडरनं वडिलांचे ते शब्द मनात जपले आणि त्या दिवसापासूनच त्याचं मन संपूर्ण जग जिंकण्याच्या ध्येयानं अक्षरश: झपाटून गेलं.

महात्मा गांधींचा उल्लेख त्यांच्या अनेक समकालीन लोकांनी 'परीस' असा केलेला आहे. 'परीस' हा एक काल्पनिक दगड असून तो केवळ आपल्या स्पर्शाने लोखंडाचं सोन्यात रूपांतर करतो, असं मानलं जातं. गांधीजींचं सारं व्यक्तिमत्त्वच त्यांच्या ध्येयानं इतकं विलक्षण भारलेलं होतं, की जी-जी व्यक्ती त्यांच्या सान्निध्यात येत असे; ती-ती व्यक्ती त्या ध्येयमय व्यक्तिमत्त्वाच्या प्रभावानं तशीच ध्येयमय होऊन जात असे. (म्हणजे ज्याप्रमाणे एखादा शक्तिशाली लोहचुंबक त्याच्या सान्निध्यात ठेवलेल्या साध्या लोखंडाच्या तुकड्यात आपले चुंबकत्व प्रवर्तित करतो, तशीच गांधीजींची आंतरिक शक्ती इतरांमध्ये प्रवर्तित होत असे.)

मला व्यक्तिश: असं वाटतं, की गांधी प्रिटोरियाहून रेल्वेने जोहान्सबर्गला जात असताना रातरीच्या कडाक्याच्या थंडीत ज्या क्षणी त्यांना रेल्वेच्या डब्यातून एका निर्जन स्टेशनच्या फलाटावर फेकून दिलं गेलं, त्याच क्षणी मोहनदास गांधींचं महात्मा गांधींमध्ये रूपांतर व्हायला सुरुवात झाली.

त्या दिवशी मोहनदास गांधी आगगाडीच्या पहिल्या वर्गातून प्रवास करत होते. गाडी वाटेत एका स्टेशनजवळ थांबली, तेव्हा एक 'गोरा माणूस' त्यांच्या डब्यात चढला. परंतु एका 'काळ्या माणसा'ला पाहिल्याबरोबर त्याच्या कपाळावर आठी पडली. गोऱ्या माणसाने एका फालतू 'भारतीय कुली'बरोबर प्रवास करायचा? छे! छे! त्याला ती कल्पनाही सहन झाली नाही. त्यानं ताबडतोब रेल्वेच्या अधिकाऱ्यांना बोलावून आपली नापसंती व्यक्त केली. त्या लोकांनी गांधींना दुसऱ्या डब्यात जाऊन बसण्याचा हुकूम केला. परंतु गांधींनी या गोष्टीला स्पष्ट नकार दिला. ते म्हणाले, "मी पहिल्या वर्गाचं तिकीट काढलेलं आहे;

मला या डब्यातून प्रवास करण्याचा पूर्ण हक्क आहे.'' तरीही रेल्वे अधिकारी ऐकेनात. तो 'गोरा'ही हटून बसला. गांधींनी जेव्हा डब्यातून उतरायला सपशेल नकार दिला, तेव्हा त्या लोकांनी त्यांना सामानासकट रातरीच्या त्या काळोखात एका निर्मनुष्य फलाटावर अक्षरश: फेकून दिल्यासारखं जबरदस्तीनं उतरवलं.

आता दक्षिण आफ्रिकेतल्या काळ्या माणसांच्या परिस्थितीचं वास्तव गांधीजींच्या समोर नेमकं ठाकलं होतं. त्यांच्यासमोर तीन पर्याय होते. पहिला म्हणजे आपल्या स्वत:च्या देशात- भारतात ताबडतोब परत येणं. कारण तिथे ते सन्मानाने जगू शकत होते. परंतु त्यांच्या मते असं करणं म्हणजे एखाद्या लहान मुलानं कुणी तरी मारल्यावर रडत-रडत आपल्या आईकडे धाव घेण्यासारखं होतं!

दुसरा पर्याय म्हणजे दक्षिण आफ्रिकेत भारतीयांना मिळणाऱ्या अपमानास्पद वागणुकीशी जमवून घेऊन तिथेच राहाणं आणि आपला व्यवसाय करणं. म्हणजे त्यांना दक्षिण आफ्रिकेच्या अध्यक्षांसमोर नाकसुद्धा घासावं लागणार होतं! थोडक्यात याचा अर्थ असा की, तिथला वर्णद्वेष त्यांनी निमूटपणे सहन करायचा आणि एखाद्या गोऱ्या माणसानं तिरस्कारानं 'फालतू' किंवा 'भारतीय हमाल' अशी जरी संभावना केली, तरी तोंड बंद ठेवायचं!

तिसरा पर्याय होता तो लढ्याचा. दक्षिण आफ्रिकेत राहूनच माणसामाणसांतली समता आणि सर्वांना समान न्याय या तत्त्वासाठी झगडणं. गांधीजींनी हा तिसरा पर्याय निवडला. ज्या क्षणी त्यांनी ह्या पर्यायाची निवड केली, त्याच क्षणी त्यांच्या मनात त्यांच्या ध्येयाचं बीज रोवलं गेलं. पुढे भारतात परतल्यानंतर आपल्या देशवासियांच्या समानतेसाठी आणि न्यायासाठी त्यांनी जो लढा सुरू केला, ते त्यांच्या त्याच ध्येयाचं विस्तृत रूप होतं.

ध्येयाशी संपूर्ण बांधिलकी अत्यावश्यक

तुम्हाला कोलंबस माहीत आहे ना? त्याचं ध्येय होतं भारताकडे जाण्याचा पश्चिम मार्ग शोधून काढण्याचं. या ध्येयाचा त्यानं कमालीचा ध्यास घेतला; स्वत:च्या हिमतीवर समुद्रप्रवास करण्याचं फार मोठं साहस पत्करलं आणि त्यामुळेच अखेर त्याला यश मिळालं!

बेंजामिन डिझरेली यांची मूळ इच्छा होती नामवंत वकील होण्याची.

परंतु अनेकदा अपयश पदरात पडल्यानंतर त्यांची वकील होण्याची इच्छा मावळली आणि मग त्यांना शेअर बाजारात शेअर्सची खरेदी-विक्री करून खूप श्रीमंत व्हावं असं वाटू लागलं. ही इच्छासुद्धा चार दिवस टिकली. पुढे त्यांना यशस्वी पत्रकार व्हावं आणि खूप नाव कमवावं असं वाटू लागलं. परंतु त्यातही जेव्हा त्यांना अपयश आलं, तेव्हा त्यांच्या मनात लेखन करावं आणि सर वॉल्टर स्कॉटप्रमाणे श्रेष्ठ लेखक व्हावं अशी प्रबळ इच्छा निर्माण झाली. त्यात त्यांना काही प्रमाणात यश आलंही. परंतु नंतर त्यांच्या मनात एक वेगळीच महत्त्वाकांक्षा निर्माण झाली. ती म्हणजे ग्रेट ब्रिटनचा पंतप्रधान व्हावं आणि देशाचं भविष्य घडवावं! या महत्त्वाकांक्षेनं मात्र ते इतके झपाटून गेले, की तेच त्यांचं ध्येय बनलं. एकदा ध्येयाची निश्चिती झाल्यावर मग काय, डिझरेली महाशयांना ते गाठण्याचा ध्यासच लागला! असं म्हणतात, की एकदा त्यांच्या पत्नीनं त्यांना यावरून काही तरी टोमणा मारला; तेव्हा ते म्हणाले, "बाई ग, तू ग्रेट ब्रिटनच्या भावी पंतप्रधानाची पत्नी आहेस हे विसरलीस का?" केवढा हा आत्मविश्वास! कारण त्या वेळी ते ग्रेट ब्रिटनच्या संसदेचे साधे सदस्यही नव्हते!!

अनेक निवडणुकांत पराभूत झाल्यानंतर शेवटी एकदाचे डिझरेली ब्रिटिश संसदेचे सदस्य म्हणून निवडून आले. त्यानंतर अगदी पहिल्या प्रथम जेव्हा ते संसदेत बोलायला उभे राहिले, तेव्हा सभागृहातल्या इतर लोकांनी त्यांची अक्षरशः खिल्ली उडवायला सुरुवात केली. कुणी खो खो हसत सुटले, तर काहींनी 'खाली बसा, खाली बसा' असा गिल्लाही केला. बेंजामिन डिझरेली खाली बसले. परंतु बसण्यापूर्वी त्यांनी सर्वांना ठाम आवाजात सांगितलं, 'आता या वेळी मी खाली बसतोय, परंतु लक्षात ठेवा, एक वेळ अशी येईल, की तुम्हाला माझं म्हणणं ऐकून घ्यावंच लागेल.' आणि खरोखरच तो दिवस लवकरच उजाडला! सर्वांना त्यांचं म्हणणं ऐकून घ्यावंच लागलं. एकदा नव्हे, दोनदा नव्हे; तर अनेक वर्षं! कारण डिझरेली दोन वेळा ग्रेट ब्रिटनच्या पंतप्रधानपदी विराजमान झाले!

मायकेल अँन्जेलो हा इटलीमधला जागतिक कीर्तीचा एक श्रेष्ठ शिल्पकार आणि चित्रकार. एकदा तो एका खडकाकडे अतिशय लुब्ध होऊन आश्चर्यचकित नजरेनं पाहात उभा होता. जवळच उभ्या असलेल्या

एका माणसाला याचं नवल वाटलं. त्यानं विचारलं, ''अरेच्चा! तू त्या खडकाकडे एवढं काय बघतोयस?''

''मी एक सुंदर शिल्प पाहतोय!'' मायकेल ॲन्जेलो उत्तरला.

त्याचं उत्तर ऐकून भोवतालच्या लोकांना याचं डोकंबिकं फिरलंय की काय, अशी शंका आली. परंतु पुढे अल्पावधीतच मायकेल ॲन्जेलोने त्या खडकातून एक सुंदर शिल्प साकार केलं!

तात्पर्य, तुमचं ध्येय जर दृढ असेल, तर ते प्रत्यक्षात उतरण्यापूर्वीही त्याचं साफल्य तुम्हाला अंतश्चक्षूंनी स्पष्टपणे दिसू शकतं!

ध्येयाची प्रेरणा तुमच्या मनात कशानंही निर्माण झालेली असेल; एखाद्या ध्येयासक्त थोर पुरुषाच्या सान्निध्यानं निर्माण झाली असेल, कुणी तुमचा केलेला अपमान त्याला कारणीभूत असेल किंवा इतर कोणत्याही गोष्टींपेक्षा हीच गोष्ट करणं आपल्याला अधिक आवडेल असा तुमचा तुम्हालाच विश्वास वाटलेला असेल! कारण कोणतंही असो, त्याचा परिणाम मात्र एकच असतो आणि तो म्हणजे तुमच्या ध्येयाचा तुमच्या संपूर्ण व्यक्तिमत्त्वावर जबरदस्त प्रभाव पडून तुमच्या व्यक्तिमत्त्वाला कणखर कणा लाभतो. ध्येयाचं महत्त्व हेच आहे.

तुम्हाला आयुष्यात कोण व्हायचंय, काय करायचंय ते एका कागदावर लिहा. आणि तो कागद एका पुठ्ठ्यावर चिकटवून तो पुठ्ठा तुमच्या अभ्यासाच्या टेबलावर अशा प्रकारे ठेवा, की ती अक्षरं सतत तुमच्या नजरेस पडतील. कोणी चेष्टा करेल अशी भीती वाटत असेल, तर तो पुठ्ठा तुमच्या टेबलाच्या खणात ठेवा. म्हणजे मग दुसऱ्या कुणाला तो दिसणार नाही. मात्र प्रत्येक वेळी खण उघडल्यावर तुमची दृष्टी त्यावर पडलीच पाहिजे.

आपल्याला नेमकं कुठं जायचंय, जीवनात काय मिळवायचंय, हेच ज्या माणसांना उमगलेलं नसतं, त्या माणसांच्या अवस्थेचं वर्णन संत कबिरांनी अतिशय मार्मिकपणे केलेलं आहे. कबीर म्हणतात—

नाम ना जाने गाँव का बिन जाने कित जाऊँ
चलता चलता जुग भया पाव कोसपर गाँव

(काय ही माझी अवस्था! ज्या गावाला मला जायचंय, त्या गावाचं नावच मला ठाऊक नाही. आणि नाव ठाऊक असल्याशिवाय मी तिथे पोहोचणार तरी कसा? जेमतेम पाव कोस अंतरावरचं हे गाव, पण तिथे जाण्यासाठी मी युगानुयुगं चालतोच आहे.)

म्हणूनच आधी तुम्ही ज्या गोष्टीची तुम्हाला मनापासून आवड आहे, जी साध्य करून घेतल्यानं तुम्हाला समाधान वाटेल, अशा एखाद्या गोष्टीचा शोध घ्या आणि ते तुमचं ध्येय म्हणून निश्चित करा. एकदा ध्येयाची निश्चिती झाली की मग त्या विशिष्ट क्षेत्रात जास्तीत जास्त नैपुण्य मिळवा. समजा, उत्तम वक्ता होणं हे तुमचं ध्येय आहे, तर मग भाषण करण्याची एकही संधी दवडू नका. चार लोकांसमोर बोला, छोट्या-मोठ्या गटांसमोर बोला, प्रचंड जनसमुदायासमोर बोला पण व्यासपीठावरून बोलण्याचा जास्तीत जास्त सराव करा. मात्र केवळ तेवढ्यानंही भागणार नाही. वक्तृत्व गाजवणाऱ्या इतर वक्त्यांची भाषणंही बारकाईनं ऐका. त्यांची शक्तिस्थानं समजून घ्या. समर्पक अवतरणांनी आपलं भाषण कसं सजवायचं, श्रोत्यांचं चित्त वेधून घेणाऱ्या गोष्टी सांगत-सांगत त्यात रंग कसा भरायचा, ते कसं खुलवायचं ह्या सर्व गोष्टी आत्मसात करून घ्या.

कोणत्याही गोष्टीचं योग्य आणि आवश्यक ते प्रशिक्षण घेतलंत, तरच तुम्हाला त्यात यश मिळेल. यश मिळालं की माणसाचा आत्मविश्वास दुणावतो. तुम्हालाही यश मिळालं की तुमच्यात आत्मविश्वास निर्माण होईल. प्रत्येक वेळी लाभलेल्या या नव्या आत्मविश्वासामुळे तुमची पुढली कामगिरी पहिल्यापेक्षा किती तरी अधिक सरस होईल आणि त्यातून तुम्हाला आणखी नवा आत्मविश्वास लाभेल. अशा प्रकारे जसजसा तुमचा आत्मविश्वास वाढत जाईल, तसतसे तुम्ही यशस्वी व्हाल! हे चक्र चालूच राहील आणि लवकरच तुमच्या असं ध्यानात येईल, की आत्मविश्वासाचा जादूचा दिवा आपल्या हाती आला आहे.

स्वत:मधल्या उणिवांचा उगाच बाऊ करू नका!

स्वत:मधल्या उणिवांचा किंवा आपल्या कमकुवत बाजूंचा उगाच जास्त बाऊही करू नका आणि त्या गोष्टी सतत उगाळतही

बसू नका. तुम्हाला त्यांची जाणीव असणं एवढंच पुरेसं आहे. लोकांनाही तुमच्यातल्या कमतरतांमध्ये स्वारस्य नसतं, तर तुम्ही त्यांच्यासाठी काय करू शकता आणि त्यांना काय देऊ शकता यात त्यांना रस असतो.

आपल्या शारीरिक व्यंगात कुढत न बसता आयुष्यात मोठं यश मिळवणाऱ्या अनेकांची उदाहरणं या संदर्भात देता येतील. बायरनच्या पायात व्यंग होतं, पण तरीही तो जगातला एक थोर कवी ठरला. सॉमरसेट मॉम तोतरं बोलायचा. त्याचंही तोतरेपण त्याच्या लेखक होण्याच्या आड येऊ शकलं नाही. आज सारं जग त्याला एक श्रेष्ठ लेखक म्हणून ओळखतं. अंध असूनही वेद मेहता अत्यंत परिश्रमपूर्वक शिकले आणि यशस्वी लेखक झाले. इंग्लिश कवी पोप हा पंगू होता. कवी मिल्टननं आपलं सर्वोत्कृष्ट काव्य दृष्टिहीन झाल्यानंतरच लिहिलं. जगातील एक अमर संगीतकार बिथोव्हेन याच्या कर्णेंद्रियात दोष होता. त्याच्या कारकिर्दीच्या उत्तर काळात तर तो पूर्णपणे बहिरा झालेला होता. परंतु त्या नादविरहीत विश्वात राहूनही त्यानं संगीताचं असं विश्व निर्माण केलं, की तो जगातला एक श्रेष्ठ संगीततज्ज्ञ ठरला!

मलिक मुहम्मद जायसी हा मध्ययुगीन भारतातला एक मोठा कवी. हा एकाक्ष होता आणि दिसायलाही अत्यंत कुरूप होता. एकदा एका माणसानं त्यावरून त्याला वेडावून दाखवलं. जायसी हसला आणि म्हणाला, "अरे, तू कुणाची चेष्टा करतोयस? माझी की मला हे रूप देऊन घडवणाऱ्या निर्मात्याची?" जायसीचं 'पद्मावत' हे एक श्रेष्ठ अभिजात काव्य मानलं जातं.

मायकेल अँन्जेलोदेखील दिसायला अत्यंत कुरूप होता. परंतु त्याची चित्र इतकी अप्रतिम आहेत की, आजही ती जगभरच्या रसिकांच्या काळजाला हात घालतात! सॉक्रेटिसही खूप कुरूप होता. परंतु त्यानं मांडलेले विचार मात्र श्रेष्ठ आणि सुंदर होते. नेपोलियन, मध्ययुगीन युरोपातील पेपिन आणि आपले शिवाजी महाराज ह्या सर्वांची उंची खूपच कमी होती. परंतु थोर सेनानी होण्यात आणि पराक्रम गाजविण्यात ही गोष्ट कुठेच आड आली नाही. आपल्या देशाचे दुसरे पंतप्रधान कै. लालबहादुर शास्त्री यांचीही उंची खूप कमी होती.

ग्रेट ब्रिटनचे एक कर्तृत्ववान पंतप्रधान लॉईड जॉर्ज हेही ठेंगणेच होते. एकदा सभा चालू असताना अध्यक्ष आपल्या भाषणात म्हणाले, ''मी लॉईड जॉर्ज यांच्याविषयी इतकं ऐकलं होतं, की त्यांना बघेपर्यंत आपल्याला कुणी तरी उंचधिप्पाड माणूस दिसणार अशी माझी कल्पना होती!'' लॉईड जॉर्ज यांच्या जागी दुसरा कुणी असता, तर भर सभेतल्या या वक्तव्यानं चिडला असता! परंतु लॉईड जॉर्ज शांत होते. खोट्या गांभीर्याचा आव आणून ते उत्तरले, ''माझा आकार पाहून तुमच्या अध्यक्षांची ही जी घोर निराशा झाली, त्याचा मला खरोखरच खेद वाटतोय! परंतु आमच्या नॉर्थ वेल्समध्ये आम्ही माणसाची उंची हनुवटीपासून वर मोजतो. इथे मात्र उलटं दिसतंय. तुम्ही माणसाची उंची हनुवटीपासून खाली मोजता!''

ह्या सर्व उदाहरणांवरून तुमच्या असं लक्षात येईल, की ह्या सर्व थोर पुरुषांच्या समोर अतिशय उच्च अशी ध्येयं होती आणि त्या ध्येयांनीच त्यांना प्रचंड आत्मविश्वास दिलेला होता. ध्येयामुळे माणसाचा जगण्यातला हुरूपदेखील वाढतो. डोळ्यांसमोर काही तरी मोठं ध्येय ठेवलेला माणूस आयुष्यात खूप रस घेऊन जगू शकतो. अगदी साधं खेळाचंच उदाहरण घ्या ना! फुटबॉल कसा खेळतात हे तुम्हाला माहीतच असेल. कदाचित तुम्ही स्वत:सुद्धा चांगले फुटबॉलपटू असाल. या खेळात चेंडू गोलमध्ये घालवणं हे लक्ष्य असतं आणि मग त्या दिशेनंच सगळा खेळ होत असतो. पण कल्पना करा की, खेळात गोलच नसेल; म्हणजे खेळाडूंनी फक्त चेंडू इथून तिथे पायानं मारत पळायचं, गोल वगैरे काही करायचा नाही! सांगा, काही गंमत असेल का त्या खेळात? नाही, अजिबात नसेल! पण तुम्ही जर खेळातला पराभव मनाला विनाकारण लावून घेत नसाल, तर तुम्ही कोणत्याही खेळाचा निर्भेळ आनंद लुटू शकाल; अगदी लक्ष्य नसलेल्या खेळापेक्षा किती तरी पटीने अधिक! परंतु कोणत्याही खेळात लक्ष्य हे हवंच!!

एडगर ए गेस्ट म्हणतो,

माझ्या तरुण मित्रा, तूच कर तयार तुझं स्वत:चं तिकीट

लिही तूच तुझ्या हातानं त्यावर
तुझं नाव, तुझं गाव, तुझा जन्म, जन्मतारीख
कुठपर्यंत प्रवास करण्याचा विचार आहे तुझा?
मार्गात काय काय पाहणार आहेस तू?
आणि लिही, काय करायची इच्छा आहे तुझी
आणि कोण व्हायचंय तुला!

५

आयुष्यात ध्येय कसे निश्चित करावे

तुम्हाला त्या बदकाच्या वेड्या पिल्लाची गोष्ट माहीत आहे का? एका तळ्यात एक बदकाचं पिल्लू राहात होतं. त्याला सारखं वाटायचं, की आपण खूप कुरूप आहोत. त्याच्याबरोबरच्या इतर पिल्लांनीच त्याची तशी समजूत करून दिलेली होती. शिवाय त्याला इतर पिल्लांसारखं 'क्वॅक क्वॅक'सुद्धा करता येत नसे. त्यामुळे बिचारं पिल्लू खूप खिन्न आणि उदास असायचं. परंतु शेवटी एके दिवशी त्याचं त्यालाच कळलं, की आपण मुळी बदकाचं पिल्लू नाहीच आहोत! आपण आहोत एक हंस पक्षी! डौलदार आणि शुभ्र पांढरा. आपल्या ह्या खऱ्या स्वरूपाचा त्या पिल्लाला जेव्हा शोध लागला, तेव्हा ते इतकं खूश झालं की त्याचा आनंद गगनात मावेना!

तुम्हालाही आपण बदकाचं कुरूप पिल्लू आहोत असं वाटतंय का? तर मग पाहा बरं, कदाचित तुम्हीदेखील डौलदार हंसच असाल, बदकांच्या पिल्लांच्या गराड्यात सापडलेले! पण त्यासाठी आधी तुम्हाला आपण नेमके काय आहोत, कसे आहोत याचा डोळसपणे शोध मात्र घ्यायला हवा. एकदा तुम्हाला आपल्या खऱ्या स्वरूपाचा शोध लागला की मग तुम्हालाही खूप समाधान वाटेल. स्वत:चा हा शोध घ्यायला मी तुम्हाला मदत करीन.

पुष्कळशा मुलांना अगदी मनापासून वाटत असतं, की 'छे, बुवा! आपल्याला काही फारशी बुद्धी नाही!' आणि असं वाटण्याचं कारण काय, तर केवळ त्यांना परीक्षेत सत्तर टक्क्यांच्या वर गुण मिळत नसतात.

ही मुलं स्वत:ला अगदीच सामान्य समजू लागतात आणि मग 'बुद्धिमान' मुलांच्या संगतीत त्यांना बदकाच्या त्या कुरूप पिल्लासारखं वाटायला लागतं. पुढेही आयुष्यभर ही मुलं तीच समजूत कवटाळून बसतात.

परंतु एक गोष्ट तुम्ही कधी लक्षातच घेत नाही, की जरी तुम्हाला अभ्यासात सत्तर टक्क्यांच्या वर गुण मिळत नसले, तरी त्याचा अर्थ असा नव्हे की, तुम्ही दुसऱ्या कोणत्याच क्षेत्रात वरचढ ठरू शकणार नाही. कुणी सांगावं? कदाचित तुमचा जन्म उत्तम क्रीडापटू, राजकारणपटू, लेखक, उद्योजक, कर्नल किंवा अगदी सेनाप्रमुखसुद्धा होण्यासाठी झालेला असेल! तुम्ही क्षेत्र कोणतंही निवडा पण त्यात जर तुम्ही उत्कृष्ट ठराल इतकं नैपुण्य संपादन केलंत, तर तुमच्यात आपोआपच आत्मविश्वास निर्माण होईल. सुरुवातीला कमीत कमी त्या विशिष्ट कार्यक्षेत्राच्या बाबतीत तरी होईलच होईल!

आपण कशात प्रावीण्य मिळवू शकतो याचा शोध घ्या.

मी दिल्लीला असताना माझ्या ऑफिसमध्ये जाण्या-येण्याच्या वाटेवर मला एक चांभार लागायचा. अगदी गरीब होता बिचारा! पण आपल्या कामात नेहमी मग्न असायचा. मी नेहमी त्याच्याकडून माझ्या बुटांना पॉलिश करून घ्यायचो. प्रत्येक वेळी पॉलिश करता-करता तो मला विचारायचा, ''कि टैम होया, हजूर?'' (किती वाजले, साहेब?) मी त्याला किती वाजले ते सांगायचो. आमचं दोघांचं संभाषण बहुतेक वेळा असं एका वाक्यातच आटोपायचं. एकदा मी आणि माझा एक मित्र त्याच्या जवळच उभं राहून बोलत होतो. तो मित्र मला त्याच्या करकरणाऱ्या आणि चावऱ्या बुटांबद्दल काही तरी सांगत होता. त्या चांभारानं ते ऐकलं आणि त्यानं ताबडतोब तिथल्या तिथे जनावराचं कातडं कसं कमवायचं, त्यापासून उत्तम दर्जाचं चामडं कसं बनवायचं यावर आमचं एक छोटंसं बौद्धिकच घेतलं! आता त्या चांभाराला कातडं आणि चामडं या मर्यादित क्षेत्राचं का होईना, पण इतकं सखोल ज्ञान होतं, की तो आत्मविश्वासानं आम्हाला त्यावर 'व्याख्यान' देऊ शकला. म्हणजे त्याच्या कार्यक्षेत्रात त्याला पुरेपूर आत्मविश्वास होता.

माणूस कोणत्याही क्षेत्रातला असो, त्यानं त्याच्या क्षेत्रात नैपुण्य

संपादन केलेलं असलंच पाहिजे. मग तो लोहार असो, चांभार असो, तत्त्वज्ञानी असो, नाही तर नळाची दुरुस्ती करणारा असो. समाजाच्या दृष्टीनं तर तो सारखाच महत्त्वाचा असतो. गीतेतही सांगितलं आहे, 'कार्यातील कुशलता हाच खरा योग.' (योग: कर्मसु कौशलम्) जोपर्यंत तुम्ही आपल्या निवडलेल्या कार्यक्षेत्रात उत्कृष्ट दर्जाचं काम करू शकता, तोपर्यंत तुम्ही स्वत:ला कुणापेक्षाही कमी समजण्याचं बिलकूल कारण नाही. याचा अर्थ तुम्हीही अगदी रस्त्यावर बसूनच चांभाराचा व्यवसाय केला पाहिजे असं नाही. तुम्ही स्वत:चं दुकान थाटू शकता किंवा स्वत:चा छोटासा कारखाना उभारू शकता. मात्र त्यासाठी आधी त्या व्यवसायाची नीट सगळी माहिती मिळवा. तुमच्या प्रकल्पाची व्यवस्थित रूपरेषा आखा आणि ती एखाद्या राष्ट्रीयीकृत बँकेला सादर करा. तुम्हाला आवश्यक ते कर्जही मिळू शकेल.

जो माणूस आपलं योग्य कार्यक्षेत्र निवडून त्यात उत्कृष्ट ठरतो, त्याला यश मिळणं कठीण नसतं.

इमर्सननं म्हटलं आहे –

'एखादा माणूस जर इतरांपेक्षा अधिक चांगलं पुस्तक लिहू शकत असेल, इतरांपेक्षा चांगलं धर्मप्रवचन करू शकत असेल किंवा अगदी उंदराचे सापळे जरी इतरांपेक्षा चांगले बनवू शकत असेल, तर उद्या तो जंगलात जरी घर बांधून राहिला, तरी लोक त्याच्या दारापर्यंत पायवाट तयार करतील.'

जगात पूर्णपणे निरुपयोगी असं कुणीही नसतं.

संस्कृतमध्ये एक सुभाषित आहे,

अमंत्रम् अक्षरम् नास्ति
नास्ति मूलम् अनौषधम् ।
अयोग्य: पुरुषो नास्ति
योजक: तत्र दुर्लभ: ॥

ज्याप्रमाणे पवित्र मंत्राची रचना करताना उपयोगात आणता येणार नाही असं एकही अक्षर वर्णमालेत नाही, औषधी गुण नसलेली अशी

एकही वनस्पती अस्तित्वात नाही, त्याचप्रमाणे या जगातला कोणताही माणूस पूर्णत: असमर्थ वा निरुपयोगी नसतो. वाण असते ती फक्त सगळ्यांचा योग्य उपयोग करून घेणाऱ्या योजकाची! तोच दुर्मीळ असतो.

खरोखर, आजच्या या काळात युवकांना अक्षरश: शेकडो व्यवसाय उपलब्ध आहेत. त्यांच्यापुढे आज अनेक क्षेत्रं खुली आहेत. परंतु चित्र मात्र असं दिसतं, की अनेक मुलं केवळ अभियांत्रिकी वा वैद्यकशास्त्र अशा त्यांच्या आवडीच्या निवडक अभ्यासक्रमांना प्रवेश न मिळाल्यामुळे पूर्णपणे वैफल्यग्रस्त होतात. मग त्यातून ती पलायनवादी तरी होतात किंवा हिंसक तरी बनतात.

माझ्या माहितीतला एक तरुण आहे. त्याला एच. एस. सी. परीक्षेत ८२ टक्के गुण मिळाले. त्याला जेव्हा कोणत्याही वैद्यकीय महाविद्यालयात प्रवेश मिळू शकला नाही, तेव्हा त्यानं त्या गोष्टीची इतकी हाय खाल्ली की आठवडाभर तो मुलगा अन्नाला शिवला नाही आणि त्यानं स्वत:ला एका खोलीत अक्षरश: कोंडून घेतलं. आज हाच मुलगा वापरून फेकून देता येण्याजोग्या इंजेक्शनच्या सिरिंजेसचं उत्पादन करतो आहे. या उद्योगात त्याला केवळ कामाचं समाधान मिळतंय असं नव्हे, तर कित्येक डॉक्टर लोकांपेक्षा त्याची मिळकतही जास्त आहे.

लक्षात घ्या, मुळात परीक्षा परीक्षा म्हणजे तरी काय? तर परीक्षा म्हणजे केवळ प्रश्नपत्रिकेत विचारलेल्या प्रश्नांची उत्तरं पुस्तकांच्या मदतीशिवाय आठवण्याच्या मुलांच्या कुवतीची चाचणी! दुसरी महत्त्वाची गोष्ट म्हणजे आपल्याला ज्या विषयात रस असतो; तोच विषय आपण शिकू शकतो आणि जिचं शिकवणं आपल्याला आवडतं अशा व्यक्तीकडूनच अधिक चांगला शिकू शकतो. मुलाला जर एखादे शिक्षक आवडत नसतील, तर त्यांच्याकडून काहीही शिकणं त्याला कठीणच जाईल! तसंच त्याच्या मनात जर वर्गात शिकवल्या जाणाऱ्या विषयांबद्दल काही गोडीच निर्माण केली गेली नाही, तरीसुद्धा त्याला त्या विषयाचं चांगलं आकलन होऊ शकत नाही.

काही मुलांच्या बाबतीत तर असंही घडतं, की जी विशिष्ट जनुकं किंवा गुणसूत्रखंड आनुवंशिकतेनं आई-वडिलांकडून मुलात संक्रमित

होणं आवश्यक असतं, तीच त्यांच्यात आलेली नसतात किंवा त्यांच्या मेंदूला आईच्या गर्भात असताना किंवा अगदी बालपणी मेंदूच्या वाढीसाठी आवश्यक असणाऱ्या पोषक द्रव्यांचा योग्य त्या प्रमाणात पुरवठा झालेला नसतो. अशा मुलांची बौद्धिक क्षमताच कमी असल्यामुळे साहजिकच ती अभ्यासात अगदी जेमतेम असतात. (मुलांच्या वाढीसाठी प्रथिनं, विशेषत: ॲमिनो ॲसिड्स आवश्यक असतात. तसंच मेंदूची अधिकांश वाढ ही वयाच्या दुसऱ्या वर्षापर्यंत होत असते. सहाव्या वर्षानंतर मेंदूची वाढ फार क्वचितच होते.)

मुख्य म्हणजे परीक्षेत उत्तम गुण मिळवण्यासाठी तुमची स्मरणशक्ती तल्लख असणं आवश्यक असतं; परंतु यावरून असा निष्कर्ष मात्र काढता येणार नाही की, परीक्षेत उत्तम गुण मिळवणारी व्यक्तीच फक्त जीवनात यशस्वी होऊ शकते! थॉमस अल्वा एडिसनचं औपचारिक शालेय शिक्षण जेमतेम काही महिनेच झालेलं होतं आणि त्या काळात या महान शास्त्रज्ञावर त्याच्या शिक्षकांनी 'मठ्ठ डोक्याचा मुलगा' असा शिक्का मारलेला होता.

अल्बर्ट आईनस्टाईन हे तर शालान्त परीक्षेत गणितात चक्क नापास झाले होते!!

येल्लप्रगदा सुब्बाराव यांची हकिकत तर आणखीच वेगळी आहे. हेही मॅट्रिक्युलेशनच्या परीक्षेत दोनदा नापास झाले होते. दरम्यानच्या काळात त्यांचे वडील वारले. तिसऱ्या वेळी जेव्हा ते परीक्षेला बसण्याचा विचार करू लागले, तेव्हा त्यांच्या आईनं त्यांच्या हातावर थोडे पैसे ठेवले आणि म्हणाली, "बाळा सुब्बू, हे पैसे फीसाठी आणि परीक्षेला जाशील तेव्हाच्या गाडीभाड्यासाठी वापर."

इतक्या हलाखीच्या परिस्थितीत आईनं एवढे पैसे दिलेले पाहून सुब्बाराव चमकले. त्यांनी आईला विचारलं, "आई, एवढे पैसे तू कसे उभे केलेस?"

"दागिने विकून." आईनं उत्तर दिलं.

त्यापूर्वी सुब्बारावना नेहमी वाटायचं की, आपली आई आपल्याशी फार कठोरपणे वागते. परंतु त्या दिवशी त्यांना प्रथमच आपल्या आईचं

आपल्यावरचं प्रेम जाणवलं. आता त्यांना केवळ आपल्या आईच्या आनंदासाठी परीक्षेत उत्तीर्ण व्हायचं होतं. त्यांनी खूप मेहनत केली आणि त्याचं योग्य फळही त्यांना मिळालं. तिसऱ्या वेळी ते परीक्षेतून सहीसलामत सुटले आणि पुढल्या शिक्षणासाठी मद्रासला गेले. कॉलेजच्या दुसऱ्या वर्षाच्या परीक्षेत ज्या वेळी ते उत्तीर्ण झाले, त्याच सुमारास त्यांच्या आयुष्याला एक वेगळंच वळण मिळालं. भोवतालचं दु:ख, दैन्य, रोगराई यांचा या काळात त्यांच्या मनावर इतका खोलवर परिणाम झाला, की संन्यास घेण्याची तीव्र इच्छा त्यांच्या मनात उफाळून आली. ते तिथल्या रामकृष्ण मिशनमध्ये गेले. परंतु मिशनमधल्या लोकांनी त्यांना संन्यास घेण्याऐवजी वैद्यकशास्त्राचा अभ्यास करण्याचा सल्ला दिला आणि सुब्बारावांनादेखील तीच कल्पना अधिक पसंत पडली.

त्यांचं वैद्यकीय शिक्षण सुरळीत झालं, परंतु एम. बी. बी. एस.च्या अंतिम परीक्षेत पुन्हा एकदा त्यांचं दुर्दैव आड आलं. इतर सर्व विषयांत त्यांना चांगले गुण मिळाले, परंतु शल्यविज्ञानात मात्र त्यांना किमान आवश्यक गुणही मिळू शकले नाहीत. त्यामुळे एम. बी. बी. एस.च्या पदवीऐवजी एल. एम. एस. हे थोड्या कमी दर्जाचं प्रमाणपत्र त्यांच्या पदरी पडलं.

याच सुमारास त्यांचा मोठा भाऊ 'स्प्रू' नावाच्या उष्णकटिबंधात होणाऱ्या एका रोगानं अंथरुणाला खिळला होता. 'स्प्रू' हा रोग कुपोषणातून होतो आणि त्याचं पर्यवसान शेवटी रक्तक्षयात होतं. सुब्बारावांचं या भावावर अतिशय प्रेम होतं. परंतु आजार बळावून त्यांच्या ह्या भावाचा अखेर मृत्यू झालाच! या आघातातूनच सुब्बारावांना 'स्प्रू'वरचा उपाय शोधून काढण्यासाठी संशोधन करण्याची प्रेरणा मिळाली. त्यांनी अमेरिकेत जाऊन तिथे अनेक वर्षं अत्यंत परिश्रमपूर्वक त्यावर संशोधन केलं आणि अखेर त्यांना 'फॉलिक ॲसिड' हे 'स्प्रू'वरचं औषध शोधून काढण्यात आणि ते तयार करण्यात यश मिळालं. त्यानंत सुब्बाराव 'लीडर्ली लॅबोरेटरीज' चे संशोधन-संचालक झाले!

त्यांनी जी वेगवेगळी औषधं शोधून काढली, त्यांत ऑरीओमायसिन (प्रतिजैविक), हेट्राझान (हत्तीरोगावरील औषध) आणि ॲमिनोटेरिन (रक्ताच्या कर्करोगावरील औषध) ही प्रमुख आहेत.

मी लहान होतो, तेव्हा आमच्या गावात पिठाची गिरणी चालवणारा एक अगदी सामान्य बुद्धीचा माणूस होता. मी त्या माणसाला फार चांगलं ओळखत होतो. तो गिऱ्हाइकांना वजनात अगदी हातोहात फसवत असे. पुढे तो माणूस महात्मा गांधींच्या एका अनुयायाच्या सान्निध्यात आला आणि तेव्हापासून त्याच्यात हळूहळू परिवर्तन होताना दिसू लागलं. पुढे भारत छोडो आंदोलनाच्या वेळी गावातले मोठे नेते जेव्हा तुरुंगात डांबले गेले, तेव्हा याच माणसानं पुढारीपण स्वीकारून काँग्रेसचा ध्वज हाती घेतला आणि मोर्चाचं नेतृत्व केलं. डोक्यावर लाठ्यांचा वर्षाव होत असतानासुद्धा तो 'वंदे मातरम्' ची घोषणा कशी त्वेषानं देत होता, ते मला आजदेखील अगदी स्पष्टपणे आठवतंय! त्या दिवसापासून लोकांची त्याच्याकडे पाहण्याची दृष्टीच बदलली. ते त्याच्याकडे आदरानं पाहू लागले. आता त्याच्या परिवर्तनाला पूर्णत्व आलं होतं. माझ्या मते, ज्या क्षणी त्या माणसानं भारताच्या स्वातंत्र्याचं ध्येय अंगिकारलं, त्या क्षणी त्याच्या परिवर्तनाला प्रारंभ झाला आणि ज्या क्षणी आपल्या ध्येयाच्या परिपूर्तीसाठी लाठ्या झेलण्याचं मनोधैर्य त्यानं दाखवलं आणि समाजानंही आपल्या मनातली त्याची प्रतिमा बदलून त्याला मान्यता दिली, तेव्हा त्या परिवर्तनाला पूर्णत्व आलं.

ही जी सर्व उदाहरणं मी तुम्हाला तपशिलानं दिली, त्यातून मला तुम्हाला हे दाखवून द्यायचंय की, ध्येय माणसावर विलक्षण प्रभाव टाकून त्याला एक आंतरिक शक्ती प्रदान करतं; कणखर बनवतं. अशा माणसाला त्याची स्वत:ची जी काही कुवत जाणवलेली असते किंवा त्याच्या कुवतीविषयी इतरांची जी कल्पना असते, त्याच्या किती तरी पटीने अधिक मोठं यश तो मिळवू शकतो.

यासाठी नीट विचारपूर्वक आपलं ध्येय निश्चित करा. हळूहळू त्या ध्येयाचा तुमच्यावर प्रभाव पडून तुमचं अवघं व्यक्तिमत्त्व त्यानं भारलं जाईल. मग ते ध्येय साध्य करण्याच्या दृष्टीने आवश्यक ते प्रशिक्षण घेत-घेत स्वत:ला घडवा. प्रत्यक्ष कृती करण्याचं साहस करा. आत्मविश्वासाचा जादूचा दिवा तुमच्या हातात आलेला असेल!

जगात अशीही अनेक माणसं असतात की, ज्यांच्या आयुष्याला निश्चित असं काही ध्येयच नसतं. या बाबतीत नेपोलियन हिल यांनी दिलेलं एक उदाहरण आठवतं. यात एक तरुण रेल्वे स्टेशनवरच्या तिकिटाच्या खिडकीपाशी जातो आणि म्हणतो, 'मला एका खूप दूरच्या ठिकाणी जायचंय. कृपया, मला एक खूप दूरचं तिकीट द्या.' परंतु असं फक्त दूरवरचं म्हणजे कुठलं तिकीट त्याला द्यायचं? जोपर्यंत तुम्ही आपल्याला कुठे जायचंय त्या ठिकाणाचं नेमकं नाव सांगत नाही, तोवर कोणीच तुम्हाला तिकीट देऊ शकणार नाही. तेव्हा लक्षात ठेवा, स्वत:चं तिकीट काढण्यापूर्वी थोडं थांबून विचार करा. आपल्याला नेमकं कुठे पोहोचायचंय, काय करायचंय, कोण व्हायचंय हे आधी नीट ठरवा आणि मगच त्या दृष्टीने पाऊल उचला. उगीचच घाईघाईनं काही तरी करू नका.

अल्पकालिक उद्दिष्टं

तुमच्यासमोर असं एखादं ध्येय आहे का, की जे प्राप्त करून घेण्यासाठी तुमचं मन पेटून उठेल? अंगात उत्साह सळसळेल? जे साध्य करून घेण्यात तुम्हाला अपार आनंद होईल? तुमच्या संपूर्ण अस्तित्वालाच झपाटून टाकून त्याचा ताबा घेणारं असं ध्येय मिळेपर्यंत तुम्ही काही अल्पकालिक उद्दिष्टं आपल्यासमोर ठेवू शकता. अल्पकालिक उद्दिष्टं म्हणजे जी तुम्ही आठवड्याभरात, महिन्याभरात किंवा वर्षभरात साध्य करून घेऊ शकता अशी उद्दिष्टं.

उदाहरणार्थ, परीक्षेत अधिक चांगलं यश मिळवणं हे अल्पकाळचं एक उद्दिष्ट होऊ शकतं. त्यासाठी प्रत्येक पुढल्या परीक्षेत अगोदरच्या परीक्षेपेक्षा दोन ते तीन टक्के गुण जास्त मिळवायचेच, असं उद्दिष्ट डोळ्यांसमोर ठेवा. पहाटे लवकर उठणं हेही आणखी एक अल्पकालिक उद्दिष्ट होऊ शकतं. आता याला अल्पकालिक म्हणण्याचं कारण असं की, साधारणपणे महिनाभर जर तुम्ही रोज पहाटे ठरावीक वेळी उठलात, तर पहाटे लवकर जाग येण्याची तुम्हाला सवयच लागेल आणि मग परीक्षा तोंडावर आल्यावर एरवी तुम्हाला लवकर उठण्यासाठी जो आटापिटा करावा लागतो, तो करावा लागणार नाही.

आयुष्याचं ध्येय निश्चित करण्यापूर्वी आधी स्वत:लाच काही प्रश्न विचारा–

१. हे ध्येय साध्य करणं शक्यतेच्या कोटीतलं आहे का?
   कारण तुम्ही अगदी अशक्य कोटीतली – उदा. पक्ष्याप्रमाणे उडण्याची वगैरे आकांक्षा बाळगूच शकत नाही, होय ना?

२. हे ध्येय गाठणं मला स्वत:ला शक्य आहे का?
   समजा, वर्गात पहिलं येणं हे तुमचं ध्येय आहे, परंतु तुमची स्मरणशक्ती जर तल्लख असेल, तरच ही गोष्ट प्रत्यक्षात उतरवणं तुम्हाला शक्य आहे. आता तुमची स्मरणशक्तीही अनेक गोष्टींवर अवलंबून असते. त्यातली महत्त्वाची गोष्ट म्हणजे आनुवंशिकतेनं तुमच्यात आलेली जनुकं वा गुणसूत्रखंड; आणि दुसरी म्हणजे अभ्यासाच्या विषयांमध्ये खोलवर रस घेण्याची आणि त्यावर लक्ष केंद्रित करण्याची तुमची कुवत.

३. माझा स्वाभाविक कल कशाकडे आहे?
   कौशल्याची वा कसबाची कामं करण्याकडे काही मुलांचा ओढा असतो. ही मुलं चांगले अभियंते होऊ शकतात. आता तुम्हाला जर अभियांत्रिकी महाविद्यालयात प्रवेश घेता येत नसेल, तर तुम्ही एखाद्या तंत्रशिक्षण देणाऱ्या संस्थेत जाऊ शकता. आणि समजा, तेही शक्य नसेल, तर केवळ छंद म्हणून तुम्ही स्वत:च घरच्या घरी तुमच्या हस्तकौशल्याला वाव देणाऱ्या वस्तू बनवू शकता. म्हणजे विशिष्ट अभ्यासक्रमाला जरी तुम्ही जाऊ शकला नाही, तरी तुमच्या आवडीच्या क्षेत्रात काम करून तुम्ही यश मिळवू शकता. तुम्ही कोणतं कार्यक्षेत्रं निवडावं, कोणता अभ्यासक्रम घ्यावा या बाबतीत तुम्हाला मार्गदर्शन करणाऱ्या अशा काही संस्थाही असतात आणि व्यक्तीही असतात. त्या तुमच्या वेगवेगळ्या बौद्धिक चाचण्या घेऊन तुमचा स्वाभाविक कल कुठे आहे, ते शोधून काढतात आणि तुम्हाला योग्य सल्ला देतात. आपल्याला कोणकोणती क्षेत्रं योग्य आहेत, कोणकोणत्या क्षेत्रांत आपण जाऊ शकतो हे शोधून काढण्यासाठी तुम्ही त्यांची मदत घेऊ शकता. पण तुमचा तुम्हीच जरी स्वत:ला नीट समजून घेण्याचा प्रयत्न केलात, तरी मला वाटतं, आपला कल कशाकडे आहे हे शोधून काढणं तुम्हाला

फारसं जड जाणार नाही.

४. या ध्येयामध्ये मला खरोखरच मनापासून रस आहे का?

कारण एखाद्या गोष्टीत अगदी मनापासून रस असेल, तरच आपलं मन त्यावर केंद्रित होऊ शकतं आणि एकदा एखाद्या गोष्टीवर मन केंद्रित झालं, तर मग त्यात सफलता मिळणं फारसं कठीण नसतं. कधी-कधी अगदी पाच-सहा वर्षांची लहान मुलंसुद्धा मला सांगतात, 'मला बाबांसारखं डॉक्टर व्हायचंय' किंवा 'काकांसारखं इंजिनीअर व्हायचंय.' एवढ्या लहान वयात मुलं साधारणपणे आपल्या आई-वडिलांच्या किंवा नातेवाइकांच्या तोंडून जे ऐकतात, तेच बोलतात. तरीही एखाद्या उद्योजकाच्या मुलापेक्षा डॉक्टरच्या मुलाला डॉक्टर होण्याची संधी अधिक असते, हेही तितकंच खरं! कारण फार लहानपणापासूनच त्याचा स्टेथोस्कोप, सिरिंजेस वगैरेंशी परिचय झालेला असतो आणि वेगवेगळ्या औषधांच्या, आरोग्याच्या चर्चा त्याच्या कानी पडलेल्या असतात. अर्थात यालाही अपवाद असतीलच!

तुम्हाला शाळा-कॉलेजमध्ये अनेक विषय असतात. त्यात असा एखादा विषय आहे का, की ज्याच्याकडे तुम्ही अधिक आकृष्ट झालेला आहात? आता दूरदर्शनवरही तुम्ही विज्ञानाचे अनेक कार्यक्रम पाहता, वेगवेगळे खेळ पाहाता, पक्षी-प्राणी-कला इ. विविध विषयांवरचे लघुचित्रपट पाहता. तुम्ही सांगू शकाल, यातला कोणता कार्यक्रम पाहताना तुम्ही अगदी मंत्रमुग्ध होऊन जाता? तुमच्यासमोर असं एखादं कार्य आहे का, की ज्यात तुम्ही स्वतःला पूर्णपणे झोकून देऊ शकाल? तुमचं मन ज्यात पूर्णपणे गढून जाईल? ह्या प्रश्नांची उत्तरं तुम्हाला तुमच्या आयुष्याचं ध्येय निवडायला निश्चितपणे मदत करतील.

तुम्ही जेव्हा स्वतःला एखाद्या गोष्टीत झोकून देता, तेव्हा तुमचं मन त्यात इतकं बुडून जातं, की त्याच्यापुढे तुम्हाला दुसरं काहीही सुचत नाही. कधी कधी तर तुम्हाला जेवणाखाणाचीही शुद्ध राहत नाही. सकाळी जाग आल्याबरोबर प्रथम तीच गोष्ट आठवते. जेवता-खाताना, हिंडता-फिरताना, बसमधून जाता-येताना सतत तीच आणि तीच एक गोष्ट तुमच्या मनात घर करून बसलेली असते.

न्यूटनला एकदा कुणीतरी विचारलं, ''तू गुरुत्वाकर्षणाचा शोध कसा लावलास?'' तेव्हा तो उत्तरला, ''सतत त्या एकाच गोष्टीच्या विचारात रात्रंदिवस गढून!'' याचा अर्थ त्या प्रश्नात त्याला इतका खोलवर आणि कमालीचा रस होता, की त्या विचारापासून क्षणभरही अलिप्त राहाणं त्याला शक्य नव्हतं.

तुम्हाला आर्किमिडीज या थोर शास्त्रज्ञाची गंमत माहीत आहे का? सिरॅकसच्या राजानं एका स्थानिक सोनाराकडून एक मुकुट तयार करून घेतला होता. त्या सोनारानं मुकुटात सोन्याबरोबर आणखी दुसरा कुठला हलका धातू मिसळलाय की काय, अशी राजाच्या मनात शंका आली आणि त्याचा शोध तो घेऊ लागला. आर्किमिडीज या गोष्टीचा खूप विचार करत होता. एके दिवशी अंघोळ करता-करता अचानक त्याच्या डोक्यात लख्खकन त्या प्रश्नाचं उत्तर चमकलं! त्याला इतका हर्ष झाला, की अक्षरशः देहभान विसरून तो तसाच पळत-पळत बाहेर आला आणि 'युरेका युरेका' (सापडलं, सापडलं!) असं मोठमोठ्यानं ओरडत सिरॅकसच्या रस्त्यातून धावत सुटला.

आता मला सांगा, आर्किमिडीजला त्या गहन प्रश्नाचं उत्तर अशा चमत्कारिक वेळी आणि चमत्कारिक ठिकाणी कसं काय सुचलं असेल? याचं कारण एकच, ते म्हणजे त्या प्रश्नात त्याला कमालीचा रस वाटत होता आणि त्याचं उत्तर शोधून काढण्याची त्याला इतकी तळमळ लागली होती की, जणू त्यानं तो पूर्ण झपाटून गेला होता.

समजा, तुम्हालाही क्रिकेटमध्ये असाच खूप रस आहे. आता ही गोष्ट इतरांना कशी समजते? तर तुम्ही सारखे क्रिकेट खेळता, क्रिकेटविषयी बोलता, रेडिओवरचं क्रिकेटच्या सामन्यांचं धावतं समालोचन मन लावून ऐकता. दूरदर्शनवर सामना असेल, तर मग बघायलाच नको! देहभान हरपून तुम्ही तासन् तास दूरदर्शन संचासमोर बसता. तुम्ही क्रिकेटपटूंची चित्र गोळा करता, क्रिकेटमधल्या लक्षणीय कामगिऱ्यांच्या नोंदी ठेवणारी पुस्तकं वाचता. गावसकरने किती शतकं ठोकली किंवा सचिन तेंडुलकरने वा विश्वनाथने आपली पहिली शतकं कोणत्या संघाशी खेळताना आणि कुठे काढली, हेही सगळं तुमच्या अगदी जिभेवर असतं! इतकंच काय पण तुम्हाला स्वप्नंसुद्धा क्रिकेटचीच पडतात!

आता मला सांगा, तुम्हाला शाळा-कॉलेजमध्ये इतिहास-भूगोल, अर्थशास्त्र किंवा विज्ञान इत्यादी जे वेगवेगळे विषय असतात, त्यांपैकी एखाद्या विषयात तुमचा जीव इतका गुंततो का? तुम्ही कदाचित म्हणाल, 'हो, गुंततो!' पण याला पुरावा काय? केवळ तुम्हाला त्या विषयात जास्त गुण मिळतात एवढ्यावरूनच तुम्हाला त्यात आत्यंतिक रस आहे असं सिद्ध होऊ शकेल का?

लक्षात ठेवा, एखाद्या विषयाचा गृहपाठ वेळच्या वेळी करणं, परीक्षेसाठी त्याचा अभ्यास करणं आणि त्यात भरपूर गुण मिळवणं या सगळ्यापेक्षा त्या विषयात मनापासून रस असणं, ही गोष्ट कितीतरी मोठी आणि महत्त्वाची असते.

धरून चला, तुम्हाला विज्ञानात खूप रस आहे. तर मग तुम्हाला वेगवेगळ्या संशोधकांची आणि शास्त्रज्ञांची चित्रं गोळा करणं आवडत नाही? उदाहरणार्थ, ग्रामोफोनचा आणि विजेच्या दिव्याचा शोध लावणाऱ्या एडिसनचं चित्र आपल्या संग्रही असावं, असं तुम्हाला वाटत नाही? आपण स्वत: काही प्रयोग करावेत आणि विज्ञानातलं अधिकाधिक जाणून घ्यावं, अशी इच्छा तुम्हाला होत नाही? वेगवेगळ्या शास्त्रज्ञांबद्दल जास्तीत जास्त माहिती मिळवावी आणि त्यांनी ते शोध कसकसे लावले, त्यांना त्यात कसकसं यश मिळत गेलं, याबाबत अधिकाधिक जाणून घेण्याची तळमळ तुमच्या मनाला खरोखर लागत नाही? विज्ञानातल्या नवनवीन शोधांनी तुमचं मन मोहरून येत नाही?

कोणत्याही विषयाची प्रत्यक्ष जीवनाशी सांगड घाला

तुम्हाला खरोखरच जर विज्ञानात क्रिकेटइतकाच रस वाटत असेल आणि तुम्ही त्यात क्रिकेटइतकेच रममाण होऊ शकत असाल, तर मी आज खातरीनं सांगतो की, तुम्ही मोठेपणी चांगले शास्त्रज्ञ व्हाल!

समजा, भूगोल हा विषय तुम्हाला फारसा आवडत नाही. पण म्हणून काय झालं? कदाचित, तुमच्या क्रमिक पुस्तकातल्या भूगोलात तुम्हाला रस वाटत नसेल. पण याचा अर्थ असा नव्हे, की भूगोल हा विषयच नीरस आहे.

निसर्गाच्या सान्निध्यात तुम्हाला खूप छान वाटतंच ना? पावसात खेळता-बागडताना आणि भिजून ओलंचिंब होताना तुम्हाला आनंद

होतोच ना? पौर्णिमेच्या रातरी आकाशातला पूर्ण चंद्र पाहून तुमचंही मन प्रफुल्लित होतं ना? आभाळातल्या लुकलुकणाऱ्या चांदण्या पाहून तुमचं कुतूहल जागृत होतं ना? या सगळ्या गोष्टी जर तुम्हाला मनापासून आवडत असतील, तर मग पाऊस कसा पडतो, चंद्र लहान होत होत पूर्ण दिसेनासा कसा होतो आणि पुन्हा कलेकलेनं वाढत जाऊन पूर्ण चंद्र कसा दिसतो, हे समजून घेण्याची उत्सुकता तुम्हाला नसते? माझ्या मते असते! नक्की असते!!

विषय कोणताही असो; विज्ञान असो, इतिहास-भूगोल असो, गणित असो, नाही तर भाषा असोत. तुम्ही जर त्या विषयांची प्रत्यक्ष जीवनाशी, भोवतालच्या जगाशी सांगड घातलीत, तर एरवी रटाळ आणि कंटाळवाणे वाटणारे हे सगळे विषयच तुम्हाला कितीतरी आवडू लागतील! खरोखरच हे सगळे विषय प्रत्यक्ष जीवनाशी आणि तुमच्या भोवतालच्या जगाशीच संबंधित असतात. गेल्या काही वर्षांत शिक्षण हे याच दृष्टीनं अधिकाधिक रंजक करण्याचा प्रयत्न केला गेलेला आहे. मी संपादित केलेल्या 'अमर चित्रकथा' या पुस्तकांतून मी इतिहास रंजक करून सांगण्याचा प्रयत्न केलेला आहे, तर 'टिंकल' या नियतकालिकात मी जीवसृष्टीचा इतिहास आणि विज्ञान हे दोन विषय मनोरंजक पद्धतीने मांडलेले आहेत.

तरीही एकूण शिक्षणाचं स्वरूप अजूनही व्हायला हवं, तितकं रंजक झालेलं नाहीच! परंतु तुम्ही आता वरच्या वर्गात असाल. त्यामुळे शिक्षण रंजक करेपर्यंत थांबायला तुम्हाला अवधीच कुठे आहे?

त्यामुळे तुम्हाला जे विषय शिकवले जातात, त्यात आता तुम्ही रस घ्यायला शिकलं पाहिजे. त्या विषयांची गोडी लावून घेतली पाहिजे. त्यासाठी आपले डोळे आणि कान सदैव उघडे ठेवा. 'कोण?', 'काय?', 'कसं?', 'केव्हा?', 'कुठे?' आणि 'का?' हे प्रश्न सतत मनात बाळगा आणि विचारत राहा. दूरदर्शनवरचे नुसते कार्यक्रम पाहून संतुष्ट होऊ नका. मुंबईतल्या वरळीच्या दूरदर्शन केंद्रात सादर केलेले कार्यक्रम किंवा दिल्ली दूरदर्शनचे कार्यक्रम तुमच्या घरातल्या संचापर्यंत कसे येऊन पोहोचतात आणि तुम्हाला ते कसे दिसतात, हा प्रश्न मनाला विचारा आणि त्याचा शोध घ्या. फ्रिजमधलं थंडगार पाणी पिऊन

त्यावर समाधान न मानता, पाणी फ्रीजमध्ये गार कसं होतं, त्याचं तंत्र समजून घेण्याचा प्रयत्न करा.

दूरदर्शनवर 'सायन्स रिपोर्ट'सारखे अनेक मनोरंजक कार्यक्रम असतात. ते आवर्जून पाहा. रेडिओवरसुद्धा विज्ञानविषयक अनेक कार्यक्रम सादर केले जातात, ते ऐका. हे कार्यक्रम तुमचं मनोरंजन करता-करताच आपसुक तुमच्या ज्ञानात भर घालतात. कधी तुम्ही सगळे मित्र-मैत्रिणी मिळून वेगवेगळ्या कारखान्यांना भेटी द्या आणि तिथे चालणाऱ्या कामांचं स्वरूप समजून घ्या. अशा प्रकारे पुस्तकातल्या ज्ञानाचा प्रत्यक्ष जीवनातला उपयोग जर तुम्ही पाहिलात, तर शाळा-कॉलेजमध्ये शिकवल्या जाणाऱ्या तुमच्या सर्व विषयांत तुम्हाला रस वाटू लागेल.

मी सुचवलेल्या या सगळ्या गोष्टींचा अवलंब केल्यावर स्वत:च्या मनाला दोन प्रश्न विचारा, 'माझ्या मनाला कोणत्या गोष्टीचं सर्वांत जास्त आकर्षण वाटतं?' आणि 'कोणती गोष्ट केल्यानं मला सर्वांत जास्त समाधान लाभेल?'

या उत्तरांच्या आधारावरच तुम्ही आपल्या आयुष्याचं मुख्य ध्येय निश्चित करा.

■

६

योग्य संगतीचे महत्त्व

ध्येय असणं ही गोष्ट आयुष्यात किती महत्त्वाची आहे आणि हे ध्येय कसं निश्चित करावं, याविषयी आपण अगोदरच चर्चा केलेली आहे. लक्षात ठेवा, ध्येय ही गोष्ट कधीही कमी लेखू नका.

तुम्ही कधी वडाचं फळ तोडून आतल्या बिया पाहिल्यात? किती बारीक बारीक बिया असतात वडाच्या! परंतु या चिमुकल्या बियांमध्येसुद्धा केवढं सुप्त सामर्थ्य दडलेलं असतं, याची कल्पना आहे तुम्हाला?

वडाचं एक बी घेऊन ते जमिनीत लावा. त्याला रोज पाणी घाला. त्याला व्यवस्थित सूर्यप्रकाश मिळतोय की नाही हे पाहा. केवळ एक-दोन आठवडे नव्हे, तर बराच काळ त्याची नीट काळजी घ्या. मग एक दिवस त्या बीजातून एक जोमदार रोपटं जन्माला येईल! त्यानंतर मात्र त्याची खास काळजी घेण्याचं कारण नाही. ते झाड आपसुक वाढेल आणि पाहाता-पाहाता काही काळातच त्याचं वटवृक्षात रूपांतर होईल. मग तो वटवृक्ष आपल्या थंडगार छायेत अनेकांना निवारा देईल.

लक्षात ठेवा, प्रत्येकच बीजात अशी विकास पावण्याची क्षमता असते. वडाच्याही प्रत्येक बीजातून एकेक वटवृक्ष निर्माण होऊ शकतो, कारण निसर्गानं प्रत्येक बीजाची रचनाच मुळी त्यातून एकेक रोपटं जन्माला यावं आणि पुढे त्या रोपट्याचं प्रचंड वटवृक्षात रूपांतर व्हावं अशी केलेली असते. तुम्हालादेखील निसर्गानं या बीजाप्रमाणे कुणी तरी होण्यासाठीच घडवलेलं आहे, हे माहितेय का तुम्हाला?

वडाच्या प्रत्येकच बीजात जर वटवृक्ष होण्याची क्षमता असते, तर

मग प्रत्येकच बीजातून एकेक वृक्ष का बरं निर्माण होत नाही? याचं कारण प्रत्येक बीजालाच काही वाढीसाठी आवश्यक असणाऱ्या सगळ्या गोष्टी मिळतातच असं नाही. एखाद्या बीजाला पुरेसं पाणी मिळत नाही, तर एखाद्याला सूर्यप्रकाश. एखाद्या बीजाला तर दोन्हीही मिळत नाही.

मनुष्यमात्राचंही असंच असतं. प्रत्येक मनुष्यमात्रात विकासाची क्षमता ही निसर्गत:च असते. अगदी वैदिक काळापासून हीच जिवंतपणाची खूण मानली गेलेली आहे. जिवंतपणाचं लक्षण सांगताना वेदात म्हटलंय, 'जे जिवंत असतं, ते आपल्या मार्गात अडथळा आला; तर त्यावर चढाई करून मात करतं, संघर्ष करून विजय मिळवतं किंवा तो पार करून पुढे जातं. (आरोहणम् आक्रमणम् जीवतोयानाम्)'

बीजाच्या वाढीत जे महत्त्व पाण्याचं असतं, तेच महत्त्व एखाद्या व्यक्तीच्या विकासात आई-वडिलांच्या प्रेमाचं, मायेचं आणि शिक्षकांकडून वा इतर वडीलधाऱ्यांकडून होणाऱ्या त्या व्यक्तीच्या स्वीकाराचं असतं. सहकारी, मित्रमंडळी आणि भोवतालचा समाज यांच्या मनात त्या व्यक्तीविषयी जी कौतुकाची आणि आदराची भावना असते, ती त्या व्यक्तीच्या विकासात सूर्यप्रकाशासारखी महत्त्वाची भूमिका बजावते. अशा प्रकारे कुठल्याही व्यक्तीला भोवतालच्या माणसांनी तिच्या गुणदोषांसहित संपूर्ण स्वीकारणं, तिची बूज राखली जाणं वा तिचं कौतुक केलं जाणं आणि इतरांकडून तिला मानाची वागणूक मिळणं ह्या गोष्टींना मिळून 'व्यक्तीला इतरांकडून मिळणारी मान्यता' असं म्हटलं जातं.

आई-वडिलांनी आपल्या मुलाला सर्व गुणदोषांसहित आपलं म्हणून त्याच्यावर मायेची पाखर घालणं ही गोष्ट मुलाच्या व्यक्तिमत्त्वाच्या सर्वांगीण जडणघडणीच्या दृष्टीनं अत्यंत मोलाची असते. या बाबतीत शिवाजी महाराजांचं उदाहरण पुरेसं आहे. महाराजांच्या मनात हिंदवी स्वराज्याच्या स्थापनेचं बीज त्यांच्या आईच्या- जिजाबाईंच्या प्रेमानं केलेल्या जोपासनेमुळेच रुजलं; तर समर्थ रामदासांसारख्या थोर संतांनी आणि तानाजीसारख्या मित्रांनी दिलेल्या पाठिंब्याच्या आणि प्रोत्साहनाच्या रूपानं जणू त्या बीजाला सूर्यप्रकाश लाभला आणि या प्रेरणांतूनच एक कर्तृत्वसंपन्न व्यक्तिमत्त्व घडलं!

मनात ध्येय साध्य करून घेण्याची तीव्र तळमळ असेल, तर तुमचा आत्मविश्वास वाढतो हे अगदी खरं! परंतु तुम्ही जर ते ध्येय साध्य

करण्याच्या दृष्टीनं स्वत:ला योग्य प्रशिक्षण देत घडवलंत आणि त्याला तुमचे आई-वडील, शिक्षक, मित्रमंडळी यांच्या मान्यतेची आणि प्रोत्साहनाची जोड मिळाली; तर तुमच्या ध्येयाला फार चांगलं खतपाणी मिळतं. ह्या दोन्ही गोष्टी तुमच्या ध्येयाला अत्यंत पोषक असतात.

समजा, तुम्हाला उत्तम जलतरणपटू व्हायचंय पण हे ध्येय साध्य करून घेण्यासाठी केवळ तुमच्या मनात इच्छा असणं एवढीच गोष्ट पुरेशी आहे का? मुळीच नाही! तर त्यासाठी तुम्ही सगळं धैर्य एकवटून पाण्यात उडी घेतली पाहिजे. पोहण्यावरची शेकडो पुस्तकं आणून तुम्ही त्यांची अगदी पारायणं जरी केलीत, तरी जोवर तुम्ही पोहण्याचे प्रत्यक्ष धडे घेत नाही, तोवर तुम्हाला उत्तम पोहता येणारच नाही. योग्य माणसांची संगत-सोबत नेहमीच तुम्हाला सकारात्मक विचार करायला प्रवृत्त करते आणि पुढे पावलं टाकण्यासाठी तुम्हाला प्रोत्साहन मिळतं.

विचारही तुमचे सोबती

तुम्ही ज्या लोकांच्या संगतीत राहाता, वावरता; त्यांच्या विचारांचा तुमच्यावर, तुमचा विश्वास बसणार नाही इतका जबरदस्त प्रभाव पडत असतो. तुम्हाला सांगितलं तर आश्चर्य वाटेल, पण थॉमस अल्वा एडिसन, टायर्सच्या उद्योगात अफाट संपत्ती मिळवणारे हार्वे सॅम्युअल फायरस्टोन आणि त्या काळात सर्वांत श्रीमंत ठरलेले मोटारींचे उत्पादक हेन्री फोर्ड ह्या तिघांचा अत्यंत घनिष्ट स्नेह होता. हे लोक तरुणपणी वर्षातला काही काळ जंगलात जाऊन एकत्र राहात असत. या तिघांवरही परस्परांचा फार मोठा प्रभाव होता आणि त्यातून तिघांच्याही सकारात्मक विचारसरणीला बळ मिळत गेलं.

चांगल्या संगतीचा व्यक्तीवर कितपत परिणाम होऊ शकतो? ओहिओ स्टेट युनिव्हर्सिटीमध्ये क्लेव्ह बॅक्स्टर यांनी वनस्पतींवर काही प्रयोग केले. या प्रयोगांवरून असं दिसून आलं, की वनस्पतींवरसुद्धा सभोवतालच्या घटनांचा परिणाम होत असतो. बॅक्स्टर यांचं असं म्हणणं आहे, की झाडांच्या शेजारी जर उकळत्या पाण्यात जिवंत कोलंबी टाकली, तर ती झाडं अत्यंत उग्र प्रतिक्रिया व्यक्त करतात. तसंच संगीताचा किंवा कोणत्याही तालबद्ध नादाचा वनस्पतींच्या वाढीवर अनुकूल परिणाम होऊन ती झपाट्यानं वाढतात. वनस्पतींच्या

वाढीवर होणाऱ्या संगीताच्या या परिणामाला अनेक अभ्यासकांनीही दुजोरा दिलेला आहे. बॅक्स्टर यांच्या मते, वनस्पतींवर भोवतालच्या माणसांच्या विचारांचादेखील परिणाम होत असतो. आता वनस्पतींवर जर भोवतालच्या गोष्टींचा इतका परिणाम होत असेल, तर मग माणसावर तो ज्या लोकांच्या संगतीत राहातो, त्यांच्या आचार-विचारांचा किती बरं मोठा प्रभाव पडत असेल!

पुतळ्याकडून प्रेरणा

तुम्हाला महाभारतातली एकलव्याची गोष्ट माहीत आहे का? एकलव्य हा निषाद जमातीतील एक युवक. याला श्रेष्ठ धनुर्धारी होण्याची इच्छा होती. त्यासाठी तो गुरू द्रोणाचार्यांकडे गेला आणि त्याने त्यांना धनुर्विद्या शिकवण्याची विनंती केली. परंतु द्रोणाचार्यांना या गरीब निषादाला धनुर्विद्या शिकवण्याची बिलकूल इच्छा नव्हती. त्यांनी त्याला नकार दिला. एकलव्याच्या जागी दुसरा कुणीही मुलगा असता, तर हिरमुसला होऊन घरी परतला असता. परंतु एकलव्य माघारी आला नाही. आपण श्रेष्ठ धनुर्धारी होऊ असा त्याला ठाम विश्वास वाटत होता. मग त्यासाठी त्यानं आपल्या सर्व शक्ती एकवटून पणाला लावल्या. प्रथम त्यानं अरण्यातल्या आपल्या झोपडीपाशी द्रोणाचार्यांचा मातीचा पुतळा उभारला आणि त्या पुतळ्याच्या साक्षीनं तो एकटाच अतिशय प्रामाणिकपणे धनुर्विद्येचा सराव करू लागला. दिवसांमागून दिवस गेले, आठवडे गेले, महिने लोटले. एकलव्य अत्यंत निष्ठेनं आणि एकाग्रतेनं धनुर्विद्येचा सराव करत होता.

एके दिवशी गुरू द्रोणाचार्यांचे शिष्य पांडव फिरत-फिरत नेमके अरण्याच्या एकलव्य राहात होता त्या भागात आले. अचानक त्यांना कुत्र्याच्या भुंकण्याचा आवाज ऐकू आला आणि पाठोपाठ एक कुत्रा त्यांच्या दिशेनं धावत येताना दिसला. परंतु एकाएकी त्याचं भुंकणं थांबलं. आश्चर्यचकित होऊन ते पाहातात तो काय, त्या कुत्र्याच्या जिभेत बाण घुसले होते! कुणा धनुर्धारीनं केवळ त्या कुत्र्याच्या भुंकण्याच्या आवाजावरून नेमके बाण मारून त्याचा आवाज बंद केला होता! धनुर्विद्येतला हा अचाट पराक्रम पाहून पांडव थक्क झाले!

तुमच्या मनात साहजिकच प्रश्न उभा राहील, की द्रोणाचार्यांच्या

मातीच्या पुतळ्याकडून एकलव्याला धनुर्विद्येची प्रेरणा कशी मिळाली?

मातीच्या पुतळ्याच्या स्वरूपात का होईना, परंतु द्रोणाचार्यांचा आदर्श एकलव्याच्या मनात सतत जागृत राहिला आणि त्या आदर्शानंच त्याला स्वयंशिक्षणाची सतत स्फूर्ती दिली. अनेकदा पुस्तकंसुद्धा अशीच साथ देतात आणि तुमच्या उत्कर्षाला मदत करतात.

जातक कथा

या संदर्भात एक मनोरंजक जातक कथा सांगतो. जातक कथा म्हणजे बुद्धाच्या पूर्वजन्मातल्या कथा.

फार फार वर्षांपूर्वी वाराणसीला ब्रह्मदत्त नावाचा राजा राज्य करीत होता. त्याचा प्रधान फार हुशार होता. हा प्रधान म्हणजे दुसरा तिसरा कुणीही नसून खुद्द बोधिसत्त्व म्हणजे पूर्वजन्मीचा बुद्धच होता. या राजाच्या हत्तीखान्यात स्वभावाने अत्यंत गरीब आणि निरुपद्रवी असा एक हत्ती होता.

एके दिवशी काही दरोडेखोर त्या हत्तीखान्यामागे येऊन लपले आणि तिथे त्यांच्या म्होरक्यानं आपल्या साथीदारांना दरोडा कसा घालावा, चोऱ्या कशा कराव्यात याचे धडे द्यायला सुरुवात केली. सर्व दरोडेखोर जिवाचे कान करून त्याची शिकवण ऐकू लागले. म्होरक्या सांगू लागला, "कुणी तुमच्या दिशेनं येताना दिसलं, तर फार सावधपणे वागा आणि आपल्या ह्या योजनेच्या जर कुणी आड येऊ लागला, मग तर त्याला ठार मारायलाही मागेपुढे पाहू नका!"

हत्तीखान्यामागची ही जागा लपण्याच्या दृष्टीनं सुरक्षित वाटल्यामुळे ते दरोडेखोर तिथे वारंवार लपण्यासाठी येत. त्यामुळे साहजिकच त्या म्होरक्याची अशा प्रकारची 'व्याख्यानं' अनेकदा त्या हत्तीच्या कानावरून गेली.

काही दिवसांनी राजाची मिरवणूक निघायची होती. त्यासाठी त्या हत्तीला नेण्याकरता राजाचा माहूत हत्तीखान्यात गेला. परंतु त्याला पाहताक्षणीच हत्ती इतका चवताळला की, त्यानं त्याला धरून जमिनीवर आपटलं. या गोष्टीचं सर्वांनाच आश्चर्य वाटलं. परंतु हे अपघातानं घडलं असावं अशी सर्वांची समजूत झाली. त्यानंतर दुसरा माहूत हत्तीला आणण्यासाठी गेला. परंतु हत्तीने त्याचीही तीच गत केली.

राजा ब्रह्मदत्ताच्या कानावर जेव्हा ही गोष्ट गेली, तेव्हा तो भयंकर संतापला आणि त्यानं त्या हत्तीला ताबडतोब ठार मारण्याची आज्ञा दिली.

परंतु राजाच्या प्रधानाने मात्र या शिक्षेला अनुमोदन दिलं नाही. त्याला खातरीनं वाटत होतं, की या हत्तीच्या कानावर बराच काळपर्यंत सतत काही तरी वाईट गोष्टी पडत असाव्यात आणि म्हणून हा हत्ती बिघडला असावा. हत्तीच्या मनावरचे हे वाईट संस्कार नष्ट करण्यासाठी काही तरी उपाययोजना करणं आवश्यक आहे, असं त्याला वाटलं आणि म्हणून त्यानं काही गुणी आणि सुसंस्कृत माणसांना पाचारण करून हत्तीखान्यात पाठवलं. तिथे ते लोक हत्तीपासून सुरक्षित अंतर ठेवून बसले व प्रधानाने सांगितल्याप्रमाणे आपापसात दयाळूपणा, मनाचा मोठेपणा, वर्तनातील कुलीनता इ. गुणांची चर्चा करू लागले. अशा प्रकारे त्यांनी अनेक वेळा तिथे जाऊन उत्तम गुणांची चर्चा केली आणि अखेरीला खरोखरच प्रधानाच्या अपेक्षेप्रमाणे हत्तीवर त्या सुसंस्कृत माणसांच्या सहवासाचा फार चांगला प्रभाव पडून तो हत्ती निवळला व पूर्वीप्रमाणे शांत आणि निरुपद्रवी झाला.

चांगल्या संगतीचा प्रभाव

तुम्ही पूर्वी स्वतःच्या मनाशी जसं व्हायचं ठरवलेलं असतं, तसेच तुम्ही आज झालेले असता.

तुम्ही जी पुस्तकं वाचता, दूरदर्शनवरचे जे वेगवेगळे कार्यक्रम पाहाता, चित्रपट पाहाता किंवा तुमचे मित्र, शिक्षक, आई-वडील वा इतर माणसं तुमच्याशी जे काही बोलतात; त्या सगळ्यातून तुमच्या मनावर काही संस्कार होत असतात; काही विचार बिंबवले जातात. यातील काही विचारांमुळे तुम्हाला सकारात्मक दृष्टिकोन लाभतो, तर काही विचार तुम्हाला नाउमेद करतात.

तुम्ही हॉटेलमध्ये जाता, तेव्हा गेल्याबरोबर तुमच्यासमोर एक पदार्थांची यादी आणून ठेवली जाते. त्यात किती तऱ्हेतऱ्हेचे पदार्थ असतात. काही तळलेले, तर काही खूप मसालेदार! अनेक हॉटेलांमध्ये तर आता बिअर, व्हिस्की अशांसारखी पेयंही मिळतात. या सगळ्यांतून तुम्ही नेहमी काय निवडता आणि काय खाता-पिता यावर तुमचं शारीरिक स्वास्थ्य अवलंबून असतं.

त्याचप्रमाणे तुमच्या मनालासुद्धा तुम्ही कोणत्या विचारांचं खाद्य पुरवता, यावरच तुमचं मानसिक आरोग्य आणि मनःशक्ती अवलंबून असते. समजा, कुणी तुम्हाला 'तू गाढव आहेस' असं म्हटलं आणि ते

बोलणं जर तुम्ही मनाला लावून घेतलंत, तरच तुमच्या आत्मविश्वासाला तडा जाईल!

तुमच्यावर वेगवेगळ्या शब्दांचा आणि विचारांचा सतत मारा होत असतो. त्यांपैकी जे शब्द आणि विचार तुम्हाला सकारात्मक विचार करायला प्रवृत्त करतात किंवा ध्येय साध्य करण्यासाठी मदत करतात; त्यांच्याकडेच फक्त लक्ष द्या. बाकीचे सारे झटकून टाका.

तुमच्या मित्रांच्या आचार-विचारांचा आणि प्रवृत्तींचा तुमच्यावर फार मोठा प्रभाव पडत असतो. त्यामुळे तुमचे मित्र जर सकारात्मक विचारसरणीचे, कठोर परिश्रमांवर विश्वास ठेवणारे व शिस्तप्रिय असतील; तर त्यांच्या संगतीचा तुमच्यावर निश्चितपणे खूप चांगला परिणाम होईल. परंतु जर का ते नकारात्मक विचारांनी ग्रासलेले, ऐदी आणि बेशिस्त असतील; तर मात्र सावधान! त्यांच्याशी वागा सौजन्याने, पण त्यांना काही अंतरावरच ठेवा. कमीत कमी मनाने तरी त्यांच्यापासून चार हात दूरच राहा. नाही तर एखाद दिवशी तुमच्यावरही त्यांच्या 'बस कर यार! काय मोठा फरक पडणार आहे ही सगळी झंझट करून?' असल्या बेछूट बोलण्याचा प्रभाव पडेल आणि तुम्हीही तसाच विचार करू लागाल!

संगत ही गोष्ट इतकी क्षुल्लक समजू नका! वाईट संगत माणसाला कशी कुमार्गाला नेते याचं एक उत्तम उदाहरण म्हणजे अब्राहम लिंकन यांची हत्या करणारा अमेरिकेतील विल्कस् बूथ! आपल्या मृत्यूच्या वेळी तो म्हणाला, 'आईला सांगा... मी माझ्या राष्ट्रासाठी मृत्यू पत्करला!'

तुम्ही महात्मा गांधींचं सविस्तर चरित्र वाचलंय का? लहानपणी त्यांना एकदा नको त्या मुलांची संगत जडली होती आणि त्यांच्या नादानं तेव्हा ते चोऱ्याही करायला शिकले होते.

माणसाची विचारसरणी आणि त्याची जडणघडण यांमध्ये त्याच्या मनाचा वाटा किती महत्त्वाचा असतो, हे आपल्या पूर्वजांनी बरोबर जाणलं होतं. म्हणूनच त्यांनी म्हटलं आहे, 'मनो एव मनुष्यानाम् कारणम् बंधमोक्षयो!' माणसाचं स्वातंत्र्य आणि गुलामगिरी ह्या दोन्ही गोष्टींना केवळ त्याचं मनच जबाबदार असतं.

ब्रह्म जाणून घेण्याच्या शोधात भृगू ऋषी ज्या निष्कर्षाप्रत पोहोचले, तो त्यांनी आपल्या पित्याला- वरुणाला सांगितला. ते म्हणाले, 'मनो ब्रह्मेति' (मन हेच ब्रह्म आहे!)

लोक धूम्रपान का करतात?

लोक धूम्रपान का करतात किंवा दारू का पितात हे समजून घेण्याचा प्रयत्न तुम्ही कधी केलाय? बहुतेक वेळा त्याचं एकमेव कारण संगत हेच असतं.

तुम्ही जर सिगारेट ओढणाऱ्या मित्रांच्या कंपूत असूनही सिगारेट ओढत नसाल, तर काही दिवसांनी तुमचं तुम्हालाच वाटू लागतं की, छे! आपण फारच 'बायकी' आहोत. आणि मग आपलीही गणना त्या 'मर्दानी पुरुषां'मध्ये व्हावी म्हणून तुम्ही सिगारेट ओढायला सुरुवात करता, मग तुम्हाला ती आवडो न आवडो! दारूच्या बाबतीतही असंच असतं. तुम्हाला दारू प्यायची बंदी असते. परंतु निवळ निर्बंध घालणाऱ्यांना न जुमानण्यात आनंद वाटतो म्हणून आणि कंपूतल्या इतर मुलांच्या दृष्टीनं 'मर्दानी' ठरावं म्हणून काही मुलं दारू प्यायला लागतात. तुमचे काका, मामा किंवा नात्यातल्या आणखी कुणाला सिगारेटचं व्यसन असेल, तर त्यांनाही विचारा आणि खातरजमा करून घ्या. मी वर जी कारणं सांगितलेली आहेत, त्यातल्याच एखाद्या कारणापायी आपण सिगारेट ओढायला लागलो आणि मग आपल्याला ते व्यसनच जडलं, हे ते कबूल करतील!

ही सिगारेटची आणि दारूची व्यसनं जडायला प्रत्येक वेळी तुमचं मित्रमंडळच कारणीभूत असतं असंही नाही. हिंदी आणि इंग्रजी चित्रपटांतल्या 'मर्दानी' नायकांचा कित्ता गिरवून-गिरवून धूम्रपानाच्या आहारी गेलेला एक मुलगा माझ्या चांगला माहितीतला आहे. त्याच्यावर केवळ चित्रपटांतल्याच नव्हे, तर अहोरात्र सिगारेटचे दम मारणाऱ्या रहस्यकथांच्या नायकांचाही फार मोठा पगडा होता. अशा प्रकारे चित्रपटांचे आणि पुस्तकांचे चुकीचे आदर्श समोर ठेवल्यामुळे तो तरुण व्यसनांच्या पूर्ण आहारी गेला.

तुमच्या एखाद्या मित्राला जर तुम्ही सिगारेट ओढताना पाहिलंत, तर त्याच्याकडे तुम्ही सहानुभूतीनं पाहिलं पाहिजे! कारण कदाचित त्याच्या मनात कुठे तरी न्यूनतेची भावना सलत असेल आणि त्यावर मात करण्यासाठी बिचाऱ्यानं सिगारेटचा आधार घेतलेला असेल. कदाचित आपण फारच 'लहान' आहोत ही भावना त्याच्या मनात दडी मारून बसलेली असेल आणि म्हणूनही त्याला मोठ्या माणसासारखं वागावंसं वाटत असेल! तुमच्या पाच मित्रांपैकी एखादाच जर सिगारेट ओढत असेल,

तर त्याच्यापासून तुम्हाला बिघडण्याचा फारसा धोका नाही. त्यातूनही त्याच्या सिगारेट ओढण्यामागचं कारण तुम्हाला माहीत असेल, तर मग नाहीच नाही! कदाचित इतर चौघांच्या चांगल्या संगतीमुळे तोच ती सवय सोडून देईल. परंतु तुमच्या कंपूतली एकापेक्षा जास्त मुलं जर सिगारेट ओढत असतील, तर मात्र सावध राहा! त्यांनी तुम्हालादेखील आपल्यात सामावून घ्यावं या इच्छेपोटी कदाचित तुम्ही सिगारेट ओढायला सुरुवात कराल आणि त्यांच्या पंक्तीत जाऊन बसाल. वाईट संगतीनं माणूस कितीही वाहावत जाऊ शकतो.

कदाचित तुम्हाला वाटेल की मी नेक आहे, मग माझ्यावर वाईट संगतीचा परिणाम होईलच कसा? पण असा फाजील आत्मविश्वास बाळगू नका. रसायनशास्त्रातला एक चमत्कार तुम्हाला माहितेय ना? हायड्रोजन ऑक्सिजनच्या हातात हात घालतो, तेव्हा आपल्या सर्वांचं जीवन असलेलं पाणी तयार होतं, पण तेच जेव्हा तो क्लोरिनशी संयोग पावतो, तेव्हा त्याचं बनतं हायड्रोक्लोरिक आम्ल!

एकाच ध्येयाशी निगडित असलेली आणि समान विचारांची माणसं एकत्र आली, तर किती अचाट कामं त्यांच्या हातून घडू शकतात याची अनेक उदाहरणं जगाच्या इतिहासात आपल्याला मिळतात. येशू ख्रिस्ताच्या शिकवणीनं प्रेरित झालेल्या आणि त्याच्यावरच्या प्रेमानं एकत्र आलेल्या ख्रिस्ताच्या मूठभर शिष्यांनी लक्षावधी लोकांना जे आपल्यामागे आणलं, ते याचंच एक फार मोठं उदाहरण आहे! गुरू गोविंदसिंग आणि त्यांच्या पाच प्रिय शिष्यांनी हजारो माणसांच्या विचारसरणीत मोठं परिवर्तन घडवलं. भारताला स्वातंत्र्य मिळवून देण्याच्या समान ध्येयानं आणि गांधीजींवरील अपार श्रद्धेनं प्रेरित होऊन अनेक माणसांनी असंच एक होऊन आपल्या स्वातंत्र्य संग्रामात शर्थीनं झुंज दिली आणि अखेर विजय मिळवला.

संगत कशी निवडावी?

संगतीचा आपल्यावर किती खोलवर परिणाम होत असतो, ते मी तुम्हाला सांगितलंच. तेव्हा तुम्ही मित्र-मैत्रिणींची निवड अतिशय काळजीपूर्वक केली पाहिजे. त्यासाठी तुम्ही स्वतःलाच काही प्रश्न विचारा :
१. तो/ती होकारात्मक विचारसरणीचा/ची आहे का?
२. कुणी कौतुक करण्याजोगं काही केलं, तर तो/ती मोकळ्या मनानं

त्याचं कौतुक करतो/ते का?

३. खेळात हरल्यानंतर तो/ती खिलाडूवृत्तीनं आपला पराभव स्वीकारतो/ते का?
४. खेळात जिंकल्यानंतरही तो/ती विनयाने वागतो/ते का?
५. मी खेळात जिंकलो, तरी त्याला/तिला आनंद होतो का?
६. माझ्या यशाने त्याला/तिला आनंद होतो का?

ह्या सगळ्या प्रश्नांना जर होकारात्मक उत्तरं मिळत असतील, तर तुम्ही त्या व्यक्तीशी मैतरी करण्याचा जरूर विचार करा. मात्र याबाबतीत अंतिम पाऊल उचलण्यापूर्वी त्या व्यक्तीला कुठल्या वाईट सवयी तर जडलेल्या नाहीत ना, याची शहानिशा करून घ्या. त्याचबरोबर आणखीही एका गोष्टीचं निरीक्षण करा; ते म्हणजे जेव्हा त्या व्यक्तीवर कुणासाठी पैसे खर्च करण्याची वेळ येते किंवा जेव्हा तिला भीती वाटते, तेव्हा ती एकदम चिडते का? ती कशी वागते ते पाहा. आणि त्यानंतरही जर तुमची खातरी पटली, की ही व्यक्ती सुस्वभावी आहे, मोठ्या मनाची आहे; तर मग अगदी खुल्या मनानं तिचा मित्र/मैत्रीण म्हणून स्वीकार करा.

संगतीची गरज

लक्षात ठेवा, फार मोठी कामं ही अनेकांच्या सहकार्याशिवाय पार पाडणं शक्यच नसतं. १९५३ मध्ये ज्या गिर्यारोहकांनी एव्हरेस्ट शिखर सर केलं, त्या मोहिमेचे प्रमुख सर जॉन हंट यांनी आपल्या यशाचं रहस्य सांगताना असे उद्‌गार काढलेले आहेत, की 'अशी अत्युच्च शिखरं केवळ इतर सहकाऱ्यांच्या मदतीनंच गाठणं शक्य होतं.'

खरं आहे! गिर्यारोहणात पथकातला एक गिर्यारोहक जेव्हा वर पाय रोवून चढण्याचा प्रयत्न करतो, तेव्हा बाकीचे गिर्यारोहक त्याला आधार देण्यासाठी आणि चुकून पाय घसरून तो खाली पडला, तर त्याला सावरण्यासाठी खाली सज्ज राहातात. अशा प्रकारे जी थोडी माणसं वर जातात, ती दोराच्या साहाय्याने खालच्यांना वर ओढून घेतात. समान ध्येयानं जशी माणसं बांधली जातात, तशी ही माणसं त्या दोरानं एकमेकांना जोडलेली असतात. कोणतीही मोठी कार्ये ही अशीच संघटित प्रयत्नांनीच सिद्धीस जाऊ शकतात.

आता पुन्हा एकदा नव्यानं तुम्ही समोर ठेवलेल्या आपल्या ध्येयाकडे

दृष्टिक्षेप टाका. तुम्ही खूप नशीबवान आहात! तुम्हालाही असंच वाटतं ना? कारण तुम्हाला आता सदैव सकारात्मक विचार करायला मदत करणारी, विधायक कृती करायला प्रवृत्त करणारी योग्य संगत लाभली आहे!

मुख्य म्हणजे, आता तुम्हाला 'आपण हे करू शकतो' असा विश्वास वाटतोय! आणि खरं सांगू? मलाही तुमच्याबद्दल आता हाच विश्वास वाटतोय!!

■

७

पाप आणि पुण्य

मी तुम्हाला सुरुवातीलाच सांगितलं की, आत्मविश्वास हा एक जादूचा दिवा आहे. परंतु जेव्हा-जेव्हा तुम्ही त्या दिव्याच्या दिशेनं पाऊल उचलता, तेव्हा-तेव्हा एक अदृश्य भिंत आडवी येऊन तुमचा मार्ग रोखून धरते आणि तुम्हाला सांगते, 'तुला हे जमणार नाही!' किंवा 'ही गोष्ट कशी करावी हे तुला माहीत नाही!' आणि मग तुमचं सगळं अवसान गळून पडतं.

परंतु कधी कधी चांगले विचार आत्मसात करून आणि ते प्रत्यक्ष कृतीत उतरवूनसुद्धा तुम्हाला पुरेसा आत्मविश्वास लाभू शकत नाही. आणि याचं कारण बहुधा असं असतं, की तुमच्या समोरच्या त्या भिंतीत 'हे मिळवण्याची तुझी योग्यता नाही' असा तुम्हाला स्पष्ट इशारा देणाऱ्या अनेक विटा असतात आणि त्याच तुम्हाला जागच्या जागी थोपवत असतात.

पण लक्षात ठेवा, तुम्ही जर याही विटा उखडून काढण्यात यशस्वी झालात, तर तुम्हाला पुरेपूर आत्मविश्वास तर लाभेलच, पण तुम्ही स्वत:चा सुजाणपणे स्वीकारही कराल! आणि एकदा तुम्ही स्वत:चा संपूर्ण स्वीकार केलात, की मग आत्मप्रतिष्ठा लाभणं ही गोष्ट कितीशी दूर राहिली? बस्स फक्त एकच पाऊल पुढे! लक्षात ठेवा, या जगात आत्मप्रतिष्ठेइतकी मौल्यवान गोष्ट दुसरी कोणतीच नसेल!

अगदी लहानपणापासून तुम्ही 'हे चुकीचं आहे', 'असं केलंस, तर पाप लागेल', 'तसं केलंस, तर देव शिक्षा करेल' किंवा 'बाप्पा कान

कापेल' अशी कुणाची ना कुणाची तरी ताकीद ऐकत आलेला असता. आपल्या हातून काहीतरी गंभीर चूक घडलीय किंवा आपण पाप केलंय, या भावनेचा आपल्या मनावर अगदी नकळत सूक्ष्म का होईना, पण निश्चित परिणाम होत असतो. हा परिणाम अतिशय वाईट असतो आणि तो तुमचं मनोबल खच्ची करत असतो. मग तुमच्याही नकळत लगेच तुम्ही हातून खरोखरच काही तरी पाप घडल्यासारखं त्याचं प्रायश्चित्त शोधू लागता. जोपर्यंत तुमच्या मनात आपण काही तरी पाप केलंय किंवा चुकीचं वागलोय ही भावना जिवंत असते, तोपर्यंत तुमच्या समोरची ती भिंत तुम्हाला भक्कमच वाटणार. कदाचित आज या वयात तुम्हाला पापाची कल्पना अगदी हास्यास्पदही वाटत असेल. पण लक्षात ठेवा, अगदी तुम्ही जन्मलात त्या दिवसापासून तुमच्या मनावर संस्कार होत आलेले असतात. तुमच्याही नकळत तुमच्या मनात अगदी खोलवर एक लहान मूल दडलेलं असतं आणि तुम्ही कितीही नाकारलंत, तरी त्या मुलाचा मात्र पाप-पुण्यावर अगदी गाढ विश्वास असतो.

मौल्यवान दगड

विजयनगरचा राजा कृष्णदेव राय यांच्या दरबारात मर्यादा रामा नावाचा प्रमुख न्यायाधीश होता. त्याच्याकडे एकदा न्यायासाठी एक विचित्र खटला आला. घडलं असं होतं की, एका वृद्ध माणसाकडे एक मौल्यवान हिरा होता. तो वृद्ध एकदा तीर्थयात्रेला निघाला. यात्रेहून येईपर्यंत आपला हा ठेवा सुरक्षित राहावा म्हणून त्यानं तो हिरा गावातल्या एका व्यापाऱ्याकडे दिला आणि म्हणाला, ''माझा हा मौल्यवान दगड मी यात्रेहून येईपर्यंत तुझ्याकडे सुरक्षित ठेव.'' पुढे यात्रेहून परतल्यानंतर जेव्हा तो त्या व्यापाऱ्याकडे जाऊन आपला हिरा परत मागू लागला, तेव्हा तो लबाड व्यापारी कानावर हात ठेवून म्हणाला, ''अरेच्चा, मी तर तो दगड केव्हाच तुझा तुला परत केलाय!''

तो वृद्ध रडकुंडीला येऊन मर्यादा रामाकडे आला.

मर्यादा रामासमोर आपली बाजू मांडताना तो लबाड व्यापारी म्हणाला, ''याला मी त्याचा मौल्यवान दगड परत केला, या गोष्टीला सुदैवाने अनेक साक्षीदार आहेत. हा माणूस आला, तेव्हा माझा न्हावी माझे केस कापत होता. माझा सोनार मी करायला टाकलेला हार घेऊन त्याच वेळी

माझ्याकडे आलेला होता. माझा आचारीही नेमका त्याच क्षणी दुपारच्या जेवणासाठी काय करू, हे विचारायला तिथे येऊन टपकला आणि माझा वैद्य तर रोज त्याच वेळी माझ्या तब्येतीची विचारपूस करायला येत असतो. शिवाय योगायोग काय पाहा, त्या दिवशी आमचा धोबीही धुतलेले कपडे घेऊन नेमका त्याच वेळी उपटला!''

मर्यादा रामानं सर्वांना दरबारात हजर केलं. त्या सर्वांनी सांगितलं की, या शेटजींनी आमच्या समक्ष या म्हाताऱ्याला एक मौल्यवान दगड दिला.

आता सत्य कसं शोधून काढायचं?

रामाने प्रत्येक साक्षीदाराला वेगवेगळ्या खोलीत धाडलं आणि त्यांना त्यांनी पाहिलेल्या त्या मौल्यवान दगडाचं चित्र काढायला सांगितलं.

आता आली का पंचाईत? कारण कुणीच तो दगड पाहिलेला नव्हता!

परंतु प्रत्येकाच्या मनात एकेक मौल्यवान दगड होताच! तेव्हा तोच दगड बहुधा म्हाताऱ्यानं शेटजीला दिलेला असावा, या कल्पनेनं प्रत्येकानं आपल्या मनातल्या मौल्यवान दगडाचं चित्र काढलं. न्हाव्यानं वस्तऱ्याला धार लावायच्या दगडाचं चित्र काढलं, तर सोनारानं कस लावायचा दगड काढला. धोब्यानेही कपडे धुण्याच्या दगडाचं चित्र रेखाटलं.

आणि अखेरीस व्यापाऱ्याचं सगळं पितळ उघडं पडलं!

ही गोष्ट मी तुम्हाला का बरं सांगितली असेल? स्वत:ला विद्वान आणि धर्ममार्तंड समजणारे अनेक लोक नेहमी 'देव असा आहे, देव तसा आहे' अशी देवाची वर्णनं करत बसतात आणि त्याच्या वतीनं बोलतात. परंतु ह्या लोकांची अवस्था गोष्टीतल्या त्या पाच साक्षीदारांपेक्षा वेगळी नसते. कारण त्यांच्यापैकी कुणालाच देवाचं खरं स्वरूप माहीत नसतं. मात्र हे लोक परमेश्वराचे अगदी विश्वासू प्रतिनिधी असल्याचा आव आणून, अमुक अमुक गोष्टी चुकीच्या आहेत, तमुक गोष्टी करणं म्हणजे पाप आहे, वगैरे स्वत:च ठरवतात आणि ते देवाच्या नावावर खपवतात. परिणामी तुमच्या मनात त्या गोष्टींची दडस बसते; त्या गोष्टी हातून घडल्या, तर मनात खोलवर अपराधाची भावना रुजते. आणि मग 'हे मिळवण्याची तुझी योग्यता नाही!' हे शब्द लिहिलेल्या विटा ठिकठिकाणी तुमचा मार्ग अडवतात; त्या तुम्हाला आत्मविश्वासाच्या जादूच्या दिव्यापर्यंत पोहोचूच देत नाहीत.

मला असं म्हणायचं नाही, की जगात देव किंवा दुसरी अत्युच्च

शक्ती अस्तित्वातच नाही किंवा योग्य-अयोग्य ही कल्पना भ्रामक आहे. परंतु एक मात्र मी खातरीपूर्वक सांगतो, की ईश्वराच्या स्वरूपाचं जे काही वर्णन बहुतेक लोकांनी केलेलं आहे, तो निवळ त्यांच्या कल्पनेचा खेळ आहे. माणसानं आपल्या दृष्टिकोनानुसार परमेश्वराची कल्पना केलेली आहे. माणूस शक्तीचा उपासक आहे, म्हणून त्यानं ईश्वराचं शक्तिशाली असं रूप उभं केलं. त्यानं विष्णूला चार हात दिले, तर दुर्गा या मातृदेवतेला आठ भुजा आहेत असं मानलं. काही पुराणांत तर दुर्गेला सहस्र हात दिलेले आहेत! माणूस स्वत: स्तुतिप्रिय असतो. त्यामुळे त्यानं देवांनाही स्तुतिप्रिय आहे असं मानलं. त्याला सोनं आवडतं; म्हणून त्यानं देवाला खूश करण्यासाठी त्याच्या मूर्तींना सोन्याचे मुकुट आणि छत्रंचामरं अर्पण केली. देवाला जास्तीत जास्त मौल्यवान गोष्ट दिली, तर तो अधिकाधिक प्रसन्न होईल या कल्पनेतून लोभी माणसानं त्याला माणसांचाही नैवेद्य दाखवायला मागेपुढे पाहिलं नाही!

मात्र देवाधर्माची मध्यस्थी करणाऱ्या ह्या लोकांबद्दल मनात उगीच राग धरून बसू नका. लक्षात ठेवा, जीवन हे एखाद्या विशाल महासागरासारखं असतं आणि प्रत्येक जण आपापल्या बुद्धीच्या पात्रात मावेल, इतकंच पाणी त्या महासागरातून घेत असतो आणि आपापल्या बुद्धीनुसार जीवनाचा अर्थ लावत असतो. धर्माच्या या मध्यस्थांचीसुद्धा मानसिक घडणच अशा प्रकारे झालेली असते, की ते त्याच प्रकारे विचार करू शकतात आणि वागू शकतात.

सूरदास काय म्हणतात?

एके दिवशी सम्राट अकबर सूरदासांचं एक पद गुणगुणत होता –
यशोदा बारि बारि यों भखै
है कोई ब्रिज हितो हमारो चलता गोपालाही राखे

नेमक्या त्याच वेळी अब्दुल रहिम खान तेथे आला, त्याला पाहून अकबर उद्गारला, ''आहाहा! किती सुंदर आणि अर्थपूर्ण आहे प्रत्येक शब्द! नाही का रहिम?''

रहिम म्हणाला, ‘‘जहाँपनाह, सूरदास हा श्रेष्ठ कवी आहे यात शंकाच नाही. परंतु अर्थाचं म्हणाल तर, सर्वांना शब्दांचे अर्थ एकच एक जाणवतील असं नाही. शब्द प्रत्येकाच्या मनात अर्थाची वेगवेगळी वलयं निर्माण करू शकतात!’’

‘‘ते कसं काय?’’ अकबराने पृच्छा केली.

रहिम म्हणाला, ‘‘दिवान-इ-खाससाठी निमंत्रणं गेलेलीच आहेत. आता दरबारी येतील, तेव्हा त्यांनाच आपण ह्या दोन ओळींचा अर्थ विचारावा.’’

सर्वात प्रथम बिरबलानं दरबारात प्रवेश केला. अकबरानं त्याला त्या ओळींचा अर्थ विचारला. तो म्हणाला, ‘‘जहाँपनाह, बारि म्हणजे दरवाजा. कृष्णाला मथुरेला आणण्यासाठी कंसानं अक्रूराला पाठवलं होतं. भांबावलेली यशोदा माता दारोदार जाऊन विचारू लागली, की मथुरेला जाणाऱ्या माझ्या कृष्णाला कुणी अडवेल का? मुलासाठी वेडीपिशी झालेली माता दुसरं काय करणार?’’

त्यानंतर प्रवेश झाला कवी फैझीचा.

तो चटकन म्हणाला, ‘‘बारि हा शब्द संस्कृत भाषेतल्या ‘वारि’ या शब्दापासून आलेला आहे. वारि म्हणजे पाणी. यशोदेच्या गालांवरून ओघळणाऱ्या अश्रुधारांचं हे वर्णन आहे. तिच्या लाडक्या बाळाला मथुरेला नेत असताना ती अश्रू ढाळणारच. कोणतीही आई याशिवाय दुसरं काय करणार, जहाँपनाह?’’

त्यानंतर आगमन झालं मीर मुन्शींचं. ते म्हणाले, ‘‘जहाँपनाह, यात बारि या शब्दाची पुनरोक्ती झालेली आहे. ‘बारि’चा एक अर्थ पाणी आणि दुसरा अर्थ दरवाजा. त्यामुळे ‘बारि बारि’चा अर्थ पाण्याकडे जाण्याचा दरवाजा. म्हणजेच घाट. घाटावर स्त्रिया पाणी भरतात आणि संध्याकाळी पुरुषमंडळी एकत्र येऊन बसतात. त्यामुळे यशोदा एका घाटाकडून दुसऱ्या घाटाकडे जाते आणि विचारते–‘तुमच्यापैकी कुणी तरी मथुरेला जाणाऱ्या माझ्या लाडक्या कृष्णाला अडवू शकेल काय?’

त्यानंतर आले ते काझी. ते म्हणाले, ‘‘एखाद्या शब्दाची तुम्ही जेव्हा पुनरोक्ती करता, तेव्हा त्या शब्दाला सामर्थ्य प्राप्त होतं. बारि म्हणजे पुन्हा. बारि बारि म्हणजे पुनःपुन्हा. यशोदेनं सर्वांना पुनःपुन्हा विनंती केलेली असणार!’’

दरबार संपल्यानंतर सर्व दरबारी जेव्हा निघून गेले तेव्हा रहिम हसत-हसत अकबराला म्हणाला, ''जहाँपनाह, आता तरी पटलं ना मी काय सांगितलं ते?''

''तुझं बरोबर आहे. पण रहिम, हे असं का बरं होतं?'' अकबरानं विचारलं.

रहिम म्हणाला, ''जहाँपनाह, बिरबल ब्राह्मण आहे. ब्राह्मणांना दारोदार जाऊन माधुकरी मागण्याचा हक्क असतो. त्यामुळे यशोदासुद्धा दारोदार गेली असली पाहिजे, असं बिरबलाला वाटणं अगदी स्वाभाविक आहे. फैजी शायर आहे. हे शायर लोक नेहमी प्रियजनांची ताटातूट आणि ताटातुटीचं दु:ख यांवर कविता रचत असतात. त्यांच्या काव्यात शोक ऊतू जात असतो. त्यामुळे फैजींच्या दृष्टीला यशोदासुद्धा ताटातुटीच्या दु:खानं रडताना दिसली.''

''मीर मुन्शी काय काम करतात, तर हाताखालच्या सेवकांकरवी घाटाघाटावर जाऊन नगारे वाजवतात आणि दरबारचे आदेश आणि आज्ञा शहराच्या वेगवेगळ्या भागांत पोचवतात. काझीसाहेब व्याकरण शिकवतात. विद्यार्थ्यांना ते एखादा शब्द किंवा नियम पुन:पुन्हा घोकायला लावतात. त्यामुळे यशोदेनंही तसंच केलं असावं ही त्यांची कल्पना.''

तेव्हा प्रत्येक जण आपापल्या पार्श्वभूमीनुसार, आपल्या पूर्वानुभवानुसार किंवा मानसिक घडणीनुसारच कोणत्याही गोष्टीचा अर्थ लावत असतो. त्यामुळे जी गोष्ट एकाला अगदी योग्य वाटते, तीच दुसऱ्याला अयोग्यही वाटू शकते. उदा. एखाद्याला परमेश्वराची आळवणी संगीतातूनच व्हायला हवी असं वाटेल, तर दुसऱ्याला परमेश्वराच्या भक्तीत संगीत आणणं मुळीच रुचणार नाही! कुणाला धूम्रपानामुळे आपला देवधर्म भ्रष्ट होतो असं वाटेल, तर कुणाच्या धर्मात माफक प्रमाणातलं मद्यपानसुद्धा निषिद्ध मानलं जात नसेल. या परस्परविरोधी गोष्टींनी तुमच्या मनाचा गोंधळ उडतोय का? पण याचा अर्थ असा का, की जगात देव किंवा योग्य-अयोग्य असं काहीही नाही?

योग्य काय? अयोग्य काय?

या जगात अत्यंत मूलभूत आणि शाश्वत अशी काही मूल्यं आहेत आणि या मूल्यांवरच आपली ही मानवजात टिकून उभी आहे. कोणती

बरं ही मूल्यं?

दुसऱ्यांच्या भल्यासाठी काही चांगलं करणं, दुसऱ्यांना मदत करणं हे चांगलं मूल्य मानलं जातं; तर दुसऱ्यांना दुःख देणं, त्रास देणं हे अयोग्य आणि वाईट समजलं जातं.

ज्या व्यक्तीला आत्मप्रतिष्ठा असते, ती व्यक्ती कधीही केवळ धर्मानं सांगितलंय म्हणून किंवा कुठल्या तरी भीतीपोटी इतरांना मदत करत नाही. तसंच सर्वांमध्ये आपलाच अंश आहे किंवा सर्व जण आपल्यातच सामावलेले आहेत, अशा तऱ्हेचं कुठलं तत्त्वज्ञानही तिच्या दुसऱ्यांना मदत करण्यामागे नसतं; तर केवळ सभोवतालच्या जीवनाविषयी, प्राणिमात्रांविषयी सहानुभाव वाटल्यामुळेच ती व्यक्ती सर्वांना साहाय्य करत असते. असा सहानुभाव नसेल, तर मग तुमच्यापाशी भले कितीही जरी प्रचंड आत्मविश्वास असला, तरी – माफ करा स्पष्ट सांगतो – पण तुम्हाला कधीही आत्मप्रतिष्ठा लाभू शकणार नाही.

आत्मप्रतिष्ठा असलेल्या व्यक्तीची कोणतीही कृती समाजाच्या वा परमेश्वराच्या भीतीपोटी होत नसते. आणि अत्यंत उच्च आत्मप्रतिष्ठा लाभलेल्या व्यक्तीच्या तर विचार, इच्छा आणि कृती या तिन्ही गोष्टींत सुसंगती आणि एकवाक्यता असते.

आई-वडील, शिक्षक आणि समाज यांच्या तिहेरी संस्कारांतून घडलेल्या सामान्य माणसाची अवस्था ही नेहमीच त्रिशंकूसारखी असते. आपण काय करावं (विचार), आपल्याला काय करणं आवडेल (इच्छा) आणि प्रत्यक्षात आपण काय करतो (कृती) यांचा तिहेरी संघर्ष सतत त्याच्या मनात चाललेला असतो. त्यामुळे त्याची अवस्था नेहमी, एकाच वस्तूच्या एकाच वेळी तीन प्रतिमा दाखवणाऱ्या कॅमेऱ्यासारखी असते. अशा कॅमेऱ्याचं भिंग जोवर तुम्ही नीट केंद्रित करून घेत नाही, तोवर त्याच्याकडून तुम्हाला स्पष्ट आणि रेखीव छायाचित्र मिळूच शकत नाही. जेव्हा तुम्ही आपल्या मनाची नव्यानं घडण कराल किंवा पुरेशी आत्मप्रतिष्ठा संपादन करून घ्याल, तेव्हाच या तिन्ही प्रतिमा परस्परांत मिसळून त्यांची एक प्रतिमा होईल आणि तुम्ही अपूर्व अशा समरसतेनं जीवन जगू शकाल. आत्मप्रतिष्ठा हे खरोखरच माणसाला मिळालेलं एक फार मोठं वरदान आहे. आत्मप्रतिष्ठा लाभलेल्या माणसालाच केवळ जीवनातल्या सुसंवादाचा

सुखद अनुभव येतो आणि मन:शांती लाभते. आत्मप्रतिष्ठेशिवाय मात्र अशी सुसंगती आणि मन:शांती लाभणं शक्य नसतं; मग भले तो माणूस करोडपती असो, नाही तर उद्योगपती!

पाप आणि पुण्य

तुम्ही जेव्हा दुसऱ्यांच्या भल्यासाठी काही करता, वेळेला स्वत:ची थोडीशी गैरसोय सोसूनही त्यांना मदत करता; तेव्हा निश्चितच तुमच्या मनाला फार समाधान लाभत असतं. अशा प्रकारे वागणं ही अतिशय उचित अशी गोष्ट असते; आणि यालाच 'पुण्य' म्हणतात. अर्थात त्यासाठी तुम्ही प्रत्येक वेळी स्वत:ची काही तरी गैरसोय करून घेतलेली असलीच पाहिजे, असं मात्र मुळीच नाही!

दुसऱ्यांची गैरसोय करून किंवा कुणाच्या तरी सुखाचा बळी देऊन जेव्हा तुम्ही स्वत:साठी एखादी गोष्ट मिळवता किंवा स्वत:चा फायदा साधता, तेव्हा तुमच्या मनाला कधीही स्वस्थता लाभू शकत नाही. हे वर्तन चुकीचं असतं. यालाच 'पाप' असं म्हणतात. पाप-पुण्याचा हा मूलभूत नियम जर तुम्ही पाळलात, तर मनाच्या त्रिशंकूसारख्या अवस्थेतून तुम्ही कायमचे मुक्त व्हाल आणि 'हे मिळवण्याची तुझी योग्यता नाही' अशी ताकीद देणाऱ्या तुमच्या मार्गातल्या विटांना जमीनदोस्त करू शकाल!

आपल्या कृतींनी इतरांचं हित साधलं जातंय का, त्यांना आनंद मिळतोय का याचा विचार करून जर तुम्ही वागलात; तर तुम्हाला हा अडथळा सहज ओलांडता येईल. उदाहरणार्थ, समजा तुम्हाला एखाद्या कार्यक्रमात गायचं आहे. अशा वेळी तुमच्या मनात श्रोते आपल्या गाण्याला कौतुकानं कशा टाळ्या देतील, याचा विचार करता कामा नये. तर श्रोत्यांना आपण आपल्या गाण्याने अधिकाधिक आनंद कसा देऊ, असा विचार तुमच्या मनात यायला हवा. परीक्षेला बसतानासुद्धा चांगले गुण मिळवून आपल्या आई-वडिलांना किंवा आवडत्या माणसांना आनंदित करण्याची भावना तुमच्या मनात असली पाहिजे. जी-जी गोष्ट कराल, ती-ती दुसऱ्याला काही तरी देण्याच्या भावनेनं करा. म्हणजे मग 'तुझी योग्यता नाही' हे सांगून तुम्हाला अडवणारी ती भिंत तुमच्या मनातून आपोआप नाहीशी होईल.

चुकीच्या पद्धतीने विचार करण्याच्या अनेक वर्षांच्या सवयीतून मुक्त होण्यासाठी अगदी आजपासूनच एक गोष्ट करायला सुरुवात करा. रातरी अंथरुणावर पडल्यावर डोळे मिटा आणि स्वत:लाच पुन:पुन्हा सांगा, 'मी शुद्ध आहे. मी बुद्धिमान आहे. मी शक्तीचं व्यक्तिरूप आहे.' हेच शब्द जर तुम्ही 'शुद्धोहम्, बुद्धोहम्, तेजोहम्' असे संस्कृतमधून उच्चारलेत, तर ते तुम्हाला अधिक लयबद्ध वाटतील. 'तेजोहम्' ऐवजी तुम्ही 'अमृतोहम्' असंही म्हणू शकता. तुम्हाला वाटेल, आवडेल त्या भाषेत हे शब्द उच्चारा. पुन:पुन्हा उच्चारा. मात्र त्यात लयबद्धता आहे किंवा नाही याची खातरी करून घ्या. लयबद्ध उच्चारणामुळे मनाची एकाग्रता किती वाढते, याची चर्चा मी 'यशाचा कानमंत्र' या पुस्तकात विस्तारानं केलेली आहे.

शपथ

आत्तापर्यंत मी मांडलेले विचार जर तुम्हाला पटले असतील, तर तुम्ही मी सांगतो तशी शपथ घ्या–

''मी गंभीरतापूर्वक अशी प्रतिज्ञा करतो/करते, की मी नेहमी आयुष्यात मला स्वत:ला जे योग्य वाटेल, तेच करीन. हे परमेश्वरा, या बाबतीत तू मला मदत कर.''

अर्थात तुम्हाला नको असेल, तर या शपथेतलं दुसरं विधान तुम्ही गाळूही शकता.

या शपथेनुसार वागलात, तर 'हे मिळवण्याची तुझी योग्यता नाही' हे सांगणाऱ्या विटांचा अडसर तुम्ही आपल्या मार्गातून कायमचा दूर करू शकाल!

आपल्या पात्रतेविषयी स्वत:च्या मनात विश्वास निर्माण करण्यासाठी लोक कोणकोणत्या कुबड्यांचा आधार घेतात?

अगदी सहजतेनं आत्मप्रतिष्ठा मिळवणं तुम्हाला नाहीच शक्य झालं, तर तुम्ही काय करणार? काहीही करून तुम्हाला 'तुझी पात्रता नाही' हे शब्द लिहिलेल्या विटा तर तुमच्या मार्गातून उखडून टाकल्याच पाहिजेत!

आजवरच्या मानवजातीच्या इतिहासाकडे दृष्टिक्षेप टाकला; तर असं दिसतं, की माणसाने आपल्या मार्गातल्या ह्या विटा उखडून काढण्यासाठी

वेगवेगळ्या गोष्टींचा अवलंब केलेला आहे. उदा. ग्रीक लोक डेल्फी येथील त्यांच्या देवतेला प्रश्न विचारून तिचा कौल घेत असत, तर चिनी लोक 'आय चिंग' (द बुक ऑफ चेंजेस) या पुस्तकाचं मार्गदर्शन घेत असत. आजही अनेक लोक कोणतीही विशेष गोष्ट करताना ज्योतिषांचा आणि हस्तसामुद्रिकांचा सल्ला घेतात. ज्योतिषी तुम्हाला सांगतो की, ठीक आहे, अमुक अमुक महिन्यापासून तमुक तमुक महिन्यापर्यंतचा काळ तुम्हाला अनिष्ट आहे. पण त्यानंतर मात्र सगळं काही सुरळीत होईल. मग तुमचं मानसिक बळ वाढतं आणि ज्योतिषाने वर्तवलेल्या दिवसापासून तर तुम्ही काही तरी चांगलं घडण्याकडे डोळे लावून बसता.

पुरोहिताच्या हातून शांती किंवा यज्ञ करवून घेतला की सुद्धा माणसाचं मनोबल असंच वाढतं आणि अमुक एका गोष्टीसाठी आपण आता पात्र झालेलो आहोत, अशी भावना मनात रुजते. आणि हे साहजिकच नाही का? कारण शेवटी आपला कष्टाचा पैसा खर्चून माणूस असले धार्मिक विधी करत असतो! ताईत, तोडगे, मंत्र-तंत्र ह्या गोष्टींचंदेखील आपल्या समाजातल्या काही घटकांमध्ये फार मोठं प्रस्थ आहे.

पुष्कळ लोक आठवड्यातल्या एखाद्या विशिष्ट दिवशी कुठल्या तरी देवतेचा उपवास करून तिला साकडं घालतात. अशा प्रकारे काही काळ का होईना पण निग्रहाने आत्मसंयमन केल्याने, आपल्याला जे काही मिळवायचंय, ते मिळवण्याची पात्रता आता आपल्या अंगी आलेली आहे असं तुम्हाला वाटू लागतं. काही लोक तर प्रचंड यातायात करून हिमालयातल्या बद्रिनाथ किंवा केदारनाथसारख्या दुर्गम ठिकाणी तीर्थयात्रांना जातात. अत्यंत पवित्र मानली गेलेली आपली बहुतेक देवळं ही बहुधा सहजासहजी जाता येण्याजोगी नसतात. वैष्णोदेवी किंवा तिरूपती याही स्थळांचा प्रवास तितकासा सोपा नाही; अगदी मुंबईतल्या सिद्धीविनायकाचं दर्शन घ्यायचं म्हटलं, तरी त्यासाठीसुद्धा तिथल्या रांगेत तासन्तास तिष्ठत उभं राहावं लागतं! परंतु या सगळ्या अडचणींचाही नकळत एक प्रकारे फायदाच होत असतो. तो असा, की माणसानं खूप त्रास सोसला म्हणजे मनात त्याला कुठे तरी प्रायश्चित्त घेतल्यासारखं वाटतं; आता पुढे पाऊल टाकायला आपण पात्र झालेलो आहोत, असा विश्वास मनात

निर्माण होतो. आणि 'हे मिळवण्याची तुझी योग्यता नाही' असं लिहिलेल्या विटा उखडून टाकण्याचं बळ मिळतं. खेरीज आत्मसंयमनामुळे तुमच्या इच्छाशक्तीचाही विकास होतो! (याची चर्चा 'यशाचा कानमंत्र' या माझ्या पुस्तकात मी सविस्तर केलेली आहे.)

तेव्हा असा आहे हा आत्मविश्वासाचा जादूचा दिवा! 'तुला हे जमणार नाही' किंवा 'हे मिळवण्याची तुझी योग्यता नाही' असे अपमानास्पद शब्द लिहिलेल्या विटांची भिंत जर आता तुम्ही ओलांडलेली असेल, तर मग पाहा इथे आहे हा आत्मविश्वासाचा जादूचा दिवा! आता हा तुमच्या हाती आलेला आहे. पाहा बरं, काय काय मिळवलंय तुम्ही? फक्त आत्मविश्वास? की आत्मप्रतिष्ठेचा अत्यंत मौल्यवान असा ठेवाही तुमच्या हाती आलेला आहे?

आत्मविश्वास संपादन केल्यानंतर कसे वागाल?

तुम्हाला आत्मविश्वास येतो, तेव्हा तुमचा तुम्हालाच तो अगदी आतून जाणवतो. तसंच कोणत्याही गोष्टीकडे पाहण्याचा तुमचा सकारात्मक दृष्टिकोन, तुमची धडाडी आणि तुमचा उत्साह यांच्यामुळे तो इतरांच्याही सहज लक्षात येतो. आत्मविश्वास असलेली व्यक्ती कोणतंही काम अतिशय चांगल्या प्रकारे आणि परिणामांची अनावश्यक भीती न बाळगता पार पाडते.

एखादं जहाज भर समुद्रातून जात असतं; त्याच्या चहुबाजूला अथांग पाणी असतं. कोणत्याही क्षणी त्या जहाजाला जलसमाधी मिळू शकते. जहाजाच्या कप्तानाला याची पूर्ण कल्पना असते. परंतु आत्मविश्वास असलेल्या कप्तानानं गृहित धरलेलं असतं, की हे सगळं पाणी आपल्याला बुडवण्यासाठी नाही. जहाजाच्या तळात शिरणारं पाणीच फक्त आपलं जहाज बुडवू शकेल! त्यामुळे तेवढी काळजी तो घेतो.

आत्मप्रतिष्ठा मिळवलेल्या व्यक्तीचं पाऊल जीवनात नेहमी पुढेच पडत असतं. अशी व्यक्ती मनावर कोणताही ताण न येऊ देता भिन्न-भिन्न प्रकारच्या माणसांशी आणि परिस्थितींशी अगदी सहजतेनं जुळवून घेऊ शकते. ती सर्वांशी विश्वासानं वागते. इतरांना तत्परतेनं मदत करणं आणि दुसऱ्यांच्या गुणांची मनापासून कदर करणं, हा तर तिचा स्वभावधर्मच असतो.

आता खरं सांगा, माझ्याबरोबर केलेल्या ह्या प्रवासात तुमच्या पदरात काय काय पडलं? परंतु तुम्हाला खरोखरच जर असं वाटत असेल, की आपल्याला आत्मविश्वासही मिळवता आला नाही आणि आत्मप्रतिष्ठाही लाभली नाही, तर मात्र तुम्ही आपली समस्या स्पष्ट करण्यासाठी माझ्याशी जरूर पत्रव्यवहार करा.

आपल्या मुलांच्या यशस्वितेचा कानमंत्र

लेखक
अनंत पै

अनुवाद
प्रशांत तळणीकर

आजच्या युगात, पालकत्व खूप कठीण, गुंतागुंतींचे झालेले आहे. मुलांना कसे वाढवायचे, त्यांचे संगोपन कसे करायचे, याबद्दल सल्ला देणाऱ्यांचा तोटा नाही. पण याबाबतीत पालक मात्र सहसा, आजच्यापेक्षा कदाचित खूपच वेगळ्या सामाजिक परिस्थितीत जन्माला आलेले पायंडे व नियम पाळत असतात. आपण कोणत्या प्रकारचे पालक आहोत आणि आपल्याला कोणत्या प्रकारचे पालक व्हायला आवडेल, हे ढोबळमानाने ठरवण्यामध्ये हे पुस्तक पालकांना मदत करते. हे काम सोपे नाही. कोणताही पालक जाणीवपूर्वक वाईट आणि निष्काळजी असत नाही. पण तरीही, मुलांची कामगिरी चांगली झाली नाही, तो किंवा ती बंडखोरपणे वागत असेल, तर दुःख होतेच. आपले कुठे आणि काय चुकले असेल बरे? अनंत पै यांचा, गेल्या २५ वर्षांपासून टीनएज (वय वर्षे १३ ते १९) मधील तसेच एकंदरीतच लहान मुलांशी खूप जवळून संबंध आलेला आहे. तरुण मुला-मुलींनी त्यांच्याजवळ विश्वासाने आपली मने मोकळी केलेली आहेत, तसेच आपल्या समस्यांच्या संदर्भात त्यांच्याशी मोकळेपणाने चर्चा केलेली आहे. या मुला-मुलींशी संवाद साधण्यांतून तसेच ते पालकांसाठी घेत असलेल्या सत्रांमधून त्यांना जे काही ज्ञान मिळाले, ते ज्ञान या पुस्तकाद्वारे वाचकांपर्यंत पोहोचवत आहोत. त्यांनीच म्हटल्याप्रमाणे, 'या पुस्तकांत दिलेल्या सूचना तुम्ही आचरणांत आणल्या, तर तुमची मुलं आक्रमक होण्याची वा अंमली किंवा मादक पदार्थांच्या सेवनाकडे वळण्याची शक्यता जवळजवळ नाहीच.'

www.ingramcontent.com/pod-product-compliance
Lightning Source LLC
Chambersburg PA
CBHW070903280326
41934CB00008B/1563
9788177661323